O TRABALHO
COMO DEVE SER

LEAH WEISS, PhD

O TRABALHO COMO DEVE SER

APRENDA A SER FELIZ COM O QUE VOCÊ FAZ

Tradução
Sonia Augusto

Benvirá

Copyright © 2018 by Leah Weiss, PhD.

Título original: *How We Work: Live Your Purpose, Reclaim Your Sanity, and Embrace the Daily Grind*

Direção executiva Flávia Alves Bravin
Direção editorial Renata Pascual Müller
Gerência editorial Fernando Penteado
Edição Neto Bach
Produção Rosana Peroni Fazolari

Preparação Silvia Mourão
Tradução Sonia Augusto
Revisão Mauricio Katayama
Diagramação Negrito Produção Editorial
Capa Deborah Mattos
Impressão e acabamento Vox Gráfica

Dados Internacionais de Catalogação na Publicação (CIP)
Vagner Rodolfo da Silva - CRB-8/9410

W429t Weiss, Leah, PhD

O trabalho como deve ser: aprenda a ser feliz com o que você faz / Leah Weiss, PhD; traduzido por Sonia Augusto. - São Paulo : Benvirá, 2021.

272 p.

Tradução de: *How We Work: Live Your Purpose, Reclaim Your Sanity, and Embrace the Daily Grind*

ISBN: 978-65-5810-073-7

1. Administração. 2. Trabalho. 3. Desenvolvimento pessoal. I. Augusto, Sonia. II. Título.

2021-1803	CDD 650.14
	CDU 658.011.4

Índices para catálogo sistemático:
1. Desenvolvimento pessoal 650.14
2. Desenvolvimento pessoal 658.011.4

1ª edição, julho de 2021

Nenhuma parte desta publicação poderá ser reproduzida por qualquer meio ou forma sem a prévia autorização da Saraiva Educação. A violação dos direitos autorais é crime estabelecido na Lei n. 9.610/98 e punido pelo art. 184 do Código Penal.

Todos os direitos reservados à Benvirá, um selo da Saraiva Educação.
Av. Paulista, 901, 3º andar
Bela Vista - São Paulo - SP - CEP: 01311-100

SAC: sac.sets@saraivaeducacao.com.br

CÓDIGO DA OBRA 705112   CL 670996   CAE 773485

*Este livro é dedicado a todos que já sentiram
a melancolia de domingo à noite.*

Uma nova segunda-feira chegou, finalmente.

Amor e compaixão são necessidades, não luxos.
Sem eles, a humanidade não pode sobreviver.

DALAI LAMA

Agradecimentos

Sinto enorme gratidão pela multidão que foi necessária para levar este livro da ideia até a realidade.

Em especial, ao meu pai, Andrew B. Weiss, MD, que me ensinou que o modo como trabalhamos, especialmente com os outros, é importante. Sinto sua falta todos os dias. Você nunca saiu do meu coração e da minha mente. E nunca sairá. Ao Davi, meu marido há quase dez anos, que conhece a sabedoria de um bom riso. Aos meus filhos e principais professores, Beatrice, Caleb e Isaac: vocês três mudaram para sempre como eu penso sobre a vida, a prática e o trabalho – e praticamente tudo o mais.

Aos demais membros de minha incrível família, incluindo minha mãe, Madge Weiss, que sempre disse que a educação é *o* mais importante; meu irmão, Adam Weiss, e minha irmã, Jennifer Weiss – dois excelentes exemplos do uso do trabalho como caminho. Ambos têm sido parceiros cruciais de conversa ao longo da jornada. A Lydia Callaghan (como você sempre faz a pergunta *perfeita*?) e Jay Blecker (por que eu nunca estou presente quando você organiza suas famosas danças?) e todas as minhas sobrinhas e sobrinhos – Madaleine, Faye, Lila,

Colette e Ryan. As palavras não podem expressar a gratidão que sinto por ter uma família como vocês.

Pat Christen, agradeço por você ser o tipo de mentora e amiga que todos deviam ter por perto. Este livro literalmente não existiria sem você.

Agradeço à Harper Wave (especialmente Julie Will) e minha agente literária, Stephanie Tade, que pegou esta ideia cintilante e ajudou a transformá-la em realidade. Minha imensa gratidão a Harriette Halepis e Ashley Abele, que são o time dos sonhos.

A Kelly McGonigal, Thupten Jinpa, Jana Haritatos e Steve Cole, por sua inspiração, apoio na interpretação das pesquisas e incrível generosidade em compartilhar sua sabedoria.

Ao Compassion Institute e a todas as pessoas incríveis que tenho a sorte de ter como amigos e colegas, em especial KC Branscomb, Kirk Hanson, Margaret Cullen, Erika Rosenberg e Monica Hanson.

Ao Center for Compassion and Altruism, Research and Education (CCARE), especificamente o dr. Jim Doty, Monica Worline e Emma Seppala, que tanto fizeram para apoiar a compaixão no ambiente da pesquisa e mais além.

E esta lista de agradecimentos não estaria completa sem um enorme obrigada à Stanford Graduate School of Business. Obrigada por me aceitar, me incluir e me permitir o contato com pessoas tão brilhantes como Jon Levin, Sarah Soule, Yossi Feinberg, Sarah Stone e Leslie Chin, entre muitos, muitos outros.

Por último, aos meus alunos: vocês me ensinaram mais do que imaginam com sua enorme inteligência, coração, alma e sinceridade.

Com agradecimentos e gratidão.

Sumário

Introdução 13

PARTE I. TER PROPÓSITO NO TRABALHO: É POSSÍVEL

1. Cura para o ambiente de trabalho tóxico 33

2. Trabalho em plena catástrofe 51

3. Sobre o Propósito (com P maiúsculo) 79

PARTE II. LEVAR TODO O NOSSO EU PARA O TRABALHO

4. Cultivar compaixão 115

5. Lidando com nós mesmos 141

6. A sabedoria das emoções 167

Parte III. Falhar e refletir: as características de pessoas e organizações bem-sucedidas

7. Falhar melhor 197

8. Como a coragem nos torna mais resilientes 227

9. Organizações com um propósito 249

Notas 259

Introdução

Um sapateiro passava longos e monótonos dias consertando os sapatos das pessoas. Trabalhava horas aparentemente infindáveis para sustentar uma vida modesta e, no decorrer dos anos, ficou frustrado pela mesmice de seu trabalho e pela luta para pagar as contas. Seu trabalho parecia um beco sem saída, mas ele não tinha os recursos nem as conexões sociais para encontrar o caminho para uma carreira mais gratificante ou lucrativa. Certo dia, ele encontrou um professor que lhe deu algumas sugestões simples, porém profundas, de como poderia adotar novos cuidados e dar uma atenção diferente ao seu ofício de consertar sapatos. Sabendo que não teria nada a perder, o sapateiro praticou essas novas habilidades todos os dias, prestando atenção a suas tarefas de outro modo e, com o tempo, sua experiência do trabalho foi completamente transformada. O trabalho não mudou, mas ele havia mudado.

Reza a lenda que esse homem viveu há pouco mais de mil anos, mas sua história permanece viva e sua situação é relevante para muitos de nós hoje. Em parte porque o trabalho é onde passamos grande parte de nosso tempo, e em parte por causa de sua natureza, nada nos dá mais oportunidades do que o ambiente de trabalho para nos sentir desanimados, desapontados, entediados, sobrecarregados, invejosos, constrangidos, ansiosos, irritados, indignados e com medo de dizer o que realmente sentimos. Gostemos ou não, quer tenhamos consciência ou não, sentimos coisas sobre nosso trabalho, e o modo como nos sentimos nele e a respeito dele importa para nós, para nossa família e amigos, para a qualidade de nosso trabalho e, por fim, para o sucesso das organizações em que trabalhamos.

A notícia ruim, que de alguma forma já conhecemos muito bem, é que trabalhar, na maioria das vezes, dói.

Um relatório recente do Instituto Gallup, o maior banco de dados de pesquisas no ambiente de trabalho, oferece evidências de que os protocolos antigos do ambiente de trabalho (revisões anuais, classificações forçadas, competências obsoletas) não mais atingem os resultados pretendidos. A força de trabalho norte-americana tem mais de cem milhões de empregados em período integral. Um terço desses empregados está no modo que o Gallup chama de "engajados no trabalho". Eles gostam do emprego e tornam as empresas em que trabalham, e os Estados Unidos, melhores a cada dia. Por outro lado, 16% dos empregados estão "ativamente desengajados", isto é, sentem-se infelizes no trabalho e destroem o que os mais engajados constroem. Os restantes 51% de empregados são "não engajados" – eles só estão lá. Acredito que esses números indicam uma filosofia de trabalho norte-americana que simplesmente não funciona mais. Ficamos imaginando se os números decrescentes de produtividade do país indicam a necessidade de uma grande ruptura no ambiente de trabalho. Sem dúvida, uma das principais recomendações do relatório do Gallup é que as organizações "mudem de uma cultura do 'pagamento' para uma cultura do 'propósito'".

Outro estudo, o "State of Enterprise Work Report", de 2016, revelou que 76% dos empregados entrevistados disseram que a principal razão pela qual trabalham é pagar as contas. No entanto, ao mesmo tempo, para 92%, era importante que seu trabalho fosse gratificante.

O que muitas pessoas não percebem é que essas duas metas – o pagamento e um senso de propósito – não precisam ser mutuamente exclusivas. E, no entanto, muitos de nós estamos "não engajados" ou, pior, estamos sofrendo de verdade. O paradoxo é que dar atenção plena à experiência do nosso trabalho como um todo, com nossa insatisfação, desengajamento e ambivalência, é o primeiro passo para a mudança. De fato, dar atenção aos nossos sentimentos é a própria definição de atenção plena.

Tradições contemplativas como o budismo reconhecem há muito tempo o valor da atenção plena. Mais recentemente, os cientistas encontraram métodos para observar e quantificar seus benefícios. Por mais de uma década, tenho ensinado a atenção plena como um método para o crescimento pessoal e profissional, mais recentemente na Faculdade de Administração de Stanford, onde dou um curso chamado "Liderando com atenção plena e compaixão"*. Esse título pode parecer o que um de meus alunos sugeriu quando perguntou: "Vai ser como aquelas bobagens dos hippies?". No entanto, ter atenção plena é uma habilidade crucial para jovens que aspiram à liderança, e está entre os atributos pessoas que entram na categoria das "habilidades psicossociais" – um termo cunhado em 1972 para descrever as capacidades sociais e interpessoais que são a base de nossa aptidão para trabalhar efetivamente com os outros. Os gerentes responsáveis pela contratação de novos quadros dizem que entre as mais importantes dessas habilidades estão a comunicação, a adaptabilidade, a criatividade e a conduta.

Em 2015, o *Wall Street Journal*[1] realizou uma pesquisa com quase 900 executivos. Noventa e dois por cento dos participantes disseram que as habilidades psicossociais eram tão ou mais importantes do que as habilidades técnicas. E esta foi a surpresa: 89% dos participantes disseram ter dificuldade para encontrar funcionários com tais habilidades. No mesmo sentido, uma pesquisa com 291 gerentes de

---

* *Leading with Mindfulness and Compassion.*

recrutamento via LinkedIn descobriu que 59% disseram que tinham dificuldades para encontrar candidatos a emprego com habilidades psicossociais excepcionais, e 58% afirmaram que esse fator limitava a produtividade da empresa.[2]

As estratégias baseadas em evidências, testadas há milênios, que compartilho com meus alunos e vou compartilhar com você, nos permitem ver o trabalho que fazemos como uma oportunidade para praticar a atenção plena, o propósito e a compaixão. Apresento essas estratégias não apenas como habilidades para lidar com uma situação ou como um meio de reduzir o estresse e passar por outro dia no escritório, mas porque elas podem melhorar sua experiência do local de trabalho e da vida.

Como o apito do pterodátilo que anunciava o fim do dia de trabalho para Fred Flintstone, hoje os antigos limites que delineiam o âmbito profissional e o âmbito pessoal (carreira e família, negócios e prazer, até mesmo o secular e o sagrado, como veremos) não são nem realistas nem relevantes para o modo como trabalhamos ou gostaríamos de trabalhar. Todos nós queremos que nosso trabalho importe e queremos ser importantes em nosso trabalho. Quer você seja funcionário de uma empresa, freelancer, professor, profissional de serviços de saúde ou gerente de *hedge funds*, você provavelmente quer se importar com seu trabalho além do tempo em que está no expediente. Embora ter horas flexíveis seja o benefício mais desejado no trabalho e possa ajudar a criar mais engajamento, isso também faz com que os limites entre o trabalho e o resto de nossa vida se tornem mais diluídos.

Considerando essa realidade, o que podemos fazer?

No idioma tibetano, *coração* e *mente* são expressos com a mesma palavra. A prática da atenção plena, ou *lojong*, é muitas vezes traduzida como "treinamento da mente", mas eu prefiro usar a expressão *treinamento do coração-mente*, que mantém o coração na mente. O sistema *lojong* foi popularizado pelo mestre de meditação do século XX Chekawa

Yeshe Dorje, que reconheceu que a prática integrada (isto é, que permite que um estudante pratique em qualquer lugar, fazendo qualquer coisa) seria compatível com quem trabalha. Com essa abordagem, o professor encontra os estudantes onde eles estão: bordéis, campos de batalha, escolas, empresas, monastérios e até mesmo bares. (Isso não significa que o mestre recomende que o estudante fique no bar, mas é um ponto de partida.) Por exemplo, você pode começar no local em que estiver agora. A atenção plena combina com a viagem de trem até o trabalho, com uma baia no escritório e com o trabalho em uma caixa registradora. De fato, a pesquisa científica moderna de neurociência e de comportamento sugere que o treinamento da atenção plena combina com qualquer lugar em que passamos algum tempo.

Este livro examina o modo como nós trabalhamos. Quando damos atenção aos pensamentos e sentimentos que temos sobre o que fazemos, eles podem ser nosso maior recurso para ter coragem, criatividade, significado e resiliência. Quando a maioria das pessoas pensa no termo "atenção plena", elas pensam em meditação, na versão de meditação ficar-sentado-quieto-sem-fazer-nada, que obviamente não é um comportamento apropriado no ambiente de trabalho, a menos que você esteja no intervalo. Porém, essa imagem é restrita demais e ruim demais. De fato, a palavra tibetana *gom*, normalmente traduzida como "meditação", pode ser traduzida mais literalmente como "familiarização". Esqueça o incenso e a posição de lótus, esqueça a ideia de "se livrar dos pensamentos" ou "olhar para o umbigo"; a meditação é, de modo mais amplo e mais útil para a maioria das pessoas, conhecer nossa mente e nosso coração. Quando feita do modo correto, é isso que nos permite conhecer os lugares para os quais nossa mente "vai" e, com o tempo, aprendermos a levá-la (com suavidade) para onde queremos que ela vá. Passamos a conhecer o que nosso coração realmente quer e refinamos nossa capacidade de ouvi-lo. Segundo essa definição, podemos praticar a meditação em qualquer momento, em qualquer lugar, imediatamente. O trabalho se transforma numa oportunidade para nos treinarmos a ter intenções mais conscientes e

Introdução **17**

compassivas e a nos responsabilizarmos por essas intenções da maneira mais suave possível. Quando fazemos essas escolhas com regularidade suficiente, esses novos comportamentos tornam-se familiares para nós. Em uma palavra, eles se transformam em hábitos. Desse modo, a meditação não só é compatível com o trabalho, como também podemos pensar no trabalho *como* meditação, em que cada momento do dia é uma oportunidade de treinar nosso coração e nossa mente para que desenvolvam bons hábitos.

Gosto da frase "trabalho como meditação" porque contém essa mudança de paradigma embutida: segundo a definição estreita de meditação, como sentar e não fazer nada, ela não faz nenhum sentido. No todo, uso o termo "treinamento de atenção plena" mais do que "meditação". Na minha experiência de ensinar milhares de pessoas com todo tipo de história de vida em muitos contextos diferentes, o termo "meditação" tem história demais, e isso pode deixá-lo pesado demais. (Certa vez, descobri um erro de digitação em algo que escrevi: eu queria escrever "atenção plena", mas escrevi "a tensão plena". Talvez fosse o meu subconsciente me dizendo para pegar mais leve, mas o erro pareceu verdadeiro: meditação e atenção plena muitas vezes são vistas como apenas mais dois itens pesados e incômodos na longa lista de "coisas que devem ser feitas" e que nos culpamos por não fazer.)

Assim, embora a meditação tenha passado a significar uma coisa para a maioria das pessoas (meditação sentada), o treinamento de atenção plena é bastante flexível e geral o bastante para incluir todos os tipos de abordagens para trabalhar com a mente, o corpo e o coração, de práticas sentadas e retiros a experimentos com pensamentos. Todos esses métodos nos permitem encontrar os momentos e os locais intersticiais que existem em nossa vida e nos quais podemos recuperar o fôlego – o que a tradição tibetana chama de "meditação natural". A meditação natural não é fechar os olhos e ficar nisso, mas envolve acessar um estado mental que é familiar e sempre disponível (um estado que muitas vezes passa despercebido porque estamos mentalmente sobrecarregados), definindo sua intenção e envolvendo-se nesses "micromomentos" de mudança de perspectiva, e tudo isso pode ser feito em qualquer hora do dia.

Só para deixar claro: não sou contra a meditação sentada. Eu a ensino e pratico, não com tanta frequência nem por tanto tempo como fazia quando tinha 20 anos, quando passava 100 dias por ano em retiros de silêncio, mas tenho uma prática que funciona para mim agora. Ainda assim, a prática sentada não precisa de mais um defensor; existem outras rotas menos conhecidas e muitas vezes mal-entendidas para a atenção plena que precisam de defesa.

No treinamento da atenção plena, não há separação entre o que é significativo e o que é trivial. Podemos praticar com qualquer coisa. As demandas incessantes e os afazeres do dia a dia não atrapalham nosso propósito no mundo; eles representam uma chance para tomar consciência desse propósito. Com a atenção plena, vemos nossos desafios como oportunidades e nossos adversários como professores. Praticamos ver o melhor nos outros e fazemos o mesmo conosco – não de maneira ingênua, mas intencional e estratégica. Quando olhamos desse modo, nos libertamos do que eu chamo de mentalidade de escassez: esse sentimento constante e inoportuno de que nunca existe tempo ou recursos suficientes e que não estamos à altura da tarefa de viver nossa vida. Deste modo, nada e tudo muda.

O único e mais importante resultado do treinamento tradicional da atenção plena é que ensina as pessoas a ver os pensamentos e os sentimentos como apenas pensamentos e sentimentos, em vez de algo carregado de significado que define quem elas são. É a diferença entre estar *no* combate, mas não ser *dele*. É algo muito importante, com enormes implicações práticas para nossa vida cotidiana. Reconhecer que você sente medo da mudança, mas lembrar de seu propósito e de sua intenção, pode lhe dar a coragem para assumir um novo trabalho ou mudar para um lugar inesperado. Notar a necessidade de discutir com um colega, mas lembrar de ter compaixão por quem essa pessoa é e pelo lugar de onde ela vem pode resultar em mais aliados e menos arrependimentos. O treinamento da atenção plena significa aprender

Introdução **19**

a fazer as coisas de um modo diferente. Na tradição budista e também na psicologia moderna, a ação mental *é* ação, com tantas consequências quanto a ação física.

Quando comecei a praticar a meditação budista, aos 15 anos de idade, eu era motivada por dúvidas existenciais sobre o significado das coisas. Eu queria entender por que havia tanta desigualdade no mundo, o que poderia ser feito para mudar as disparidades raciais, financeiras e de gênero. Estava frustrada porque as pessoas próximas não pareciam se importar com essas questões, enquanto isso era tudo em que eu conseguia pensar. No Ensino Médio, tive uma matéria chamada Literatura da Iluminação com um professor que era um antigo praticante de meditação. Ali eu encontrei o budismo tibetano pela primeira vez, e senti como se tivesse encontrado um amigo que não via há tempos: as ideias fizeram mais sentido para mim do que tudo que eu tinha encontrado até então e me identifiquei profundamente com elas. No entanto, eu ainda não praticava com disciplina. Quando finalmente me sentei na almofada com muito mais seriedade, aos 20 anos, a meditação se transformou em uma ferramenta para lidar com o sofrimento que eu estava vivendo: meu pai havia sido diagnosticado com o câncer que acabou por lhe tirar a vida e, logo depois, uma amiga de infância faleceu. Durante a década seguinte, passei meu tempo participando de retiros de 100 dias a seis meses, tudo isso enquanto me formava primeiro em serviço social e, depois, em aconselhamento social e, em seguida, fazia um doutorado em educação e teologia. Enquanto eu trabalhava na minha tese, entrei em contato com Thupten Jinpa, o intérprete do Dalai Lama, para entrevistá-lo sobre meu tema: adaptar as práticas de compaixão tibetanas para atender às necessidades de sobreviventes de traumas. No meio da nossa conversa, ele me perguntou o que estava por trás do meu interesse no tema, e lhe contei sobre o trabalho que estava fazendo com profissionais da área de saúde com o objetivo de tratar os problemas associados com o esgotamento total – também chamado de síndrome de *burnout*. Ele me convidou para um retiro de fim de semana em Stanford que teria como participantes um grupo pequeno e escolhido de estudiosos e professores. Quando dei por mim, tinha sido convidada para me tornar a primeira diretora de educação no Centro de Pesquisa e Ensino de Compaixão e Altruísmo* de Stanford.

Foi nessa época que conheci e me identifiquei com Pat Christen, CEO do HopeLab, por seus insights sobre como melhor definir e executar o programa de treinamento de professores do Compassion Center. Sendo uma organização de pesquisa e desenvolvimento sem fins lucrativos que busca motivar mudanças de comportamento por meio do design de videogames, o HopeLab nasceu da percepção da filantropa Pam Omidyar de que os jogos podiam ajudar crianças com câncer. Mais tarde, o HopeLab expandiu seu foco para considerar a resiliência de um modo mais amplo, e a pesquisa estava mostrando que o tipo de trabalho que eu fazia com compaixão e atenção plena era o que levava a mais resiliência. Logo me apaixonei pela cultura, o conteúdo e a equipe do HopeLab e, depois de ter mais dois bebês, passei alguns anos trabalhando em período integral lá, em colaboração com o Compassion Center, mas concentrando a maior parte do meu tempo na pesquisa, na escrita e no desenvolvimento de meu próprio programa para a Faculdade de Administração de Stanford** e para o trabalho com veteranos.

Quando decidi escrever este livro, cada vez que retomava minha proposta inicial me via obrigada a deixar minha zona de conforto um pouco mais, e então me fiz uma pergunta a partir de uma perspectiva muito ampla: como os antigos princípios, que tanto afetaram minha vida, podem ajudar as pessoas a resolver os problemas que mais afetam a vida delas?

---

* *Center for Compassion and Altruism Research and Education* (CCARE).
** *Graduate School of Business* (GSB).

A maioria das pessoas que pratica atenção plena não busca simplesmente estar plenamente atenta. A meditação é um caminho para alguma outra coisa.

A pesquisa do HopeLab indicava o papel instrumental que um propósito forte, a conexão social e a capacidade de ação têm no aumento da resiliência. Quando soube disso, tive um insight: o propósito era a meta definitiva e as práticas que aprendi (atenção plena, autocompaixão e compaixão) ajudavam a pessoa a perceber seu propósito.

No decorrer dos cinco anos em que trabalhei neste livro, minha vida evoluiu junto com ele. Antes era uma mãe que trabalhava em período integral e tinha uma filha de 1 ano, e me tornei uma mãe que trabalhava em período integral e tinha três filhos com menos de 5 anos, além de ter demandas profissionais de tempo cada vez maiores. Nossa família mora na área da Baía de São Francisco, um dos lugares mais caros na Terra, e nem meu marido nem eu escolhemos carreiras financeiramente lucrativas. Não há muito espaço físico na nossa casa, e o caos reina na maioria dos dias (e das noites). Como uma mãe que trabalha, vejo que passo grande parte do meu tempo na tentativa de evitar que os pratos que estão girando no alto caiam bem na minha cabeça. E sei, por conversas com os pais que encontro ao pegar e levar as crianças à escola e nos parques por toda a península, que estamos todos nadando nesse mesmo mar de escassez. Assim, a cada novo semestre escolar, eu tenho tentado desenvolver abordagens cada vez mais simplificadas para a prática da atenção plena. Em vez de me torturar por não estar meditando duas horas toda manhã, tentei adotar o ponto de vista que o HopeLab assume: não é útil criar uma intervenção ótima que ninguém pode usar no mundo real. O que é útil é criar a versão minimamente viável de uma intervenção que terá algum impacto.

Essa revelação tornou-se o *koan* (ou paradoxo) que tem norteado o modo como penso sobre minha prática, meu ensino e este livro. Minha questão essencial tornou-se: qual é a menor coisa que uma pessoa pode fazer para mover o indicador de dor que ela está experimentando? O melhor caminho para descobrir isso não foi pensar e falar muito; foi gerar uma ideia plausível, criar um protótipo, testá-lo no mundo real com pessoas reais, e refletir sobre o que tinha sido aprendido.

Subitamente, percebi as coisas em um contexto diferente: na verdade, percebi que eu tinha muito tempo para praticar porque a prática não era algo que eu tinha de parar de trabalhar, cuidar das crianças ou viver para fazer. Na verdade, trabalhar, cuidar das crianças e viver – a vida –, tudo isso era uma oportunidade para praticar. Existe um ditado na tradição *mahayana* do budismo: "Ponha toda a vida no caminho". Livre dos limites da almofada, a meditação pode incluir toda a vida.

Nós, do Ocidente, estamos perdendo a essência da meditação. Nunca teve a ver com sentar tranquilamente com os olhos fechados. Aqueles de nós que praticam meditação podem esquecer facilmente que o objetivo não é se tornar um meditador melhor, enquanto os que não têm uma prática ficam pensando qual *é* o objetivo. As próprias tradições que nos trouxeram a meditação incluem uma metáfora para essa confusão: a meditação sentada é um barco que podemos tomar para um destino. Esse barco é apenas um dos muitos veículos que podem nos levar aonde precisamos ir. A pessoa que fica apegada demais à meditação como um fim em si mesmo – "ser um meditador" e dizer para as outras pessoas que elas devem meditar – é como um tonto carregando um barco em cima da cabeça em vez de simplesmente andar. Desde a década de 1970, quando os líderes budistas no exílio de países como o Tibete vieram para os Estados Unidos e os ocidentais interessados que foram treinados voltaram para casa com os ensinamentos do Oriente, sobram livros sobre meditação e professores de meditação, a ponto de muitas pessoas pensarem que só existem duas escolhas: carregar um barco em cima da cabeça ou não chegar ao destino. Este livro tem a ver com andar, por assim dizer, e é um lembrete do destino ao qual chegar: não para fugir deste mundo, mas para sermos mais úteis a nós mesmos e aos outros.

Em resumo, nós não podemos esperar até sentir que temos tempo suficiente para praticar a atenção plena. Como mãe de três crianças pequenas, posso atestar a quase impossibilidade de adicionar outro projeto à minha vida. A lista das coisas que já não estou fazendo por mim mesma tem um quilômetro de comprimento. E sei que não sou a única nessa situação. Mesmo com a estrutura e o apoio de uma classe, a maioria dos alunos, nas muitas populações diferentes que leciono, acha praticamente impossível manter a prática da meditação sentada. Mesmo no Google, em que o curso extracurricular mais procurado dentre os oferecidos aos funcionários é um programa de meditação de oito semanas chamado "Search Inside Yourself" (Busque dentro de si mesmo), o departamento de Recursos Humanos me pediu para aconselhar sobre práticas de percepção consciente e compaixão sem almofada que possam ser integradas com o trabalho regular porque a maioria dos funcionários do Google ou não fazia o curso ou sentia que não conseguia encontrar tempo para praticar a meditação da maneira que o curso ensina. Como alguém do Google disse em nossa primeira reunião, "F****-se as aulas". Ele ama as aulas, eu amo as aulas, mas algumas vezes as aulas não são o bastante. É o que fazemos fora da aula que afeta nossa experiência de trabalho e com o que contribuímos para nossas organizações.

Quem trabalha precisa de uma abordagem integrada para o treinamento da atenção plena. Isso é verdade tanto para os líderes como para as pessoas que eles lideram. Eles têm coisas a fazer; precisam continuar trabalhando. Todos nós temos, mesmo que não sejamos CEOs, porque todos somos líderes de nossa própria vida, em nossa família e em nossa comunidade. Precisamos de uma prática em que não tenhamos que fazer algo diferente, mas sim olhar de maneira diferente para o que já estamos fazendo.

Gosto de pensar na noção da prática como "aplicar cera". Em muitos esportes, os atletas aplicam cera em seus equipamentos para diminuir a resistência e melhorar o desempenho. Você pode fazer esqui cross-country e trombar em todos os pontos de resistência, ou pode aplicar cera nos esquis e fazer o mesmo caminho sem esforço. A plena atenção, então, é como essa cera: torna-se algo que usamos e que permite um desempenho ideal. Precisamos "aplicar cera" enquanto estamos dirigindo, quando pegamos uma xícara de café, quando falamos com um colega; em suma, em tudo o que fazemos. Isso praticamente não exige nenhum tempo extra, apenas alguns segundos, o que Marc Brackett, do Yale Center for Emotional Intelligence, chama de "micromomento", ou o tempo suficiente para redefinir nossa perspectiva. Esta é uma abordagem diferente, e igualmente válida, mais completa e, para a vasta maioria dos empregados, mais realista da atenção plena e da meditação (e da interpretação dos textos e ensinamentos do budismo) do que as adaptações tradicionais que comumente vemos no Ocidente.

No primeiro dia de aula, digo aos meus alunos: "Vamos aprender como mudar a relação com nossos hábitos existentes de pensar no trabalho e sobre o trabalho, e encontrar liberdade nas novas possibilidades que surgirão disso". Ao final de nosso tempo juntos, meus alunos (a maioria deles, pelo menos) dizem que o curso mudou profundamente a maneira como eles entendiam a liderança – talvez de empresas, provavelmente de pessoas e, certamente, de sua própria vida. Eu sei objetivamente (a partir de medições de prática pré e pós-atenção plena) que o sentimento de solidão dos meus alunos, sua atenção plena e sua prosperidade se movem na direção certa. Segundo eles, o curso os ajuda a "dormir à noite", "encontrar" a si mesmos e se preparar para "o mundo real".

Protótipos, experimentação e redesenho informado – o sistema ocidental contemporâneo para inovação conhecido como *design thinking* que é obrigatório em todo o Vale do Silício – têm um análogo surpreendente num sistema tibetano de dois mil anos chamado *dampa sum*. Literal e um tanto poeticamente, *dampa sum* significa "bom no começo, bom no meio e bom no final". Essa tríplice instrutiva de treinamento da atenção plena se aplica a tudo que fazemos ou queremos fazer. Penso que não por coincidência tanto o *design thinking* quanto o *dampa sum* traçam a estrutura básica de outra famosa estratégia de aprendizagem: hipótese, experimentação e conclusão, o protocolo do método científico. Como estudante, praticante e professora de budismo tibetano, fiquei impressionada com essas semelhanças quando vim para o HopeLab e tenho aplicado esse Diagrama de Venn desde então. E foi na sobreposição entre o budismo tibetano, a ciência e o *design thinking* que encontrei meu curso de administração e a estrutura para este livro.

"Bom no começo" evoca a definição da intenção de como vamos fazer algo segundo o resultado que pretendemos atingir. "Bom no meio" diz respeito a fazer algo. Nesse fazer, nossas ações são baseadas na clareza que obtivemos ao definir nossa intenção. Por último, "bom no final" significa refletir como isso ocorreu (ou está ocorrendo, se ainda estiver em andamento). Em resumo, propósito (bom no começo), prática (bom no meio) e reflexão (bom no final). Isso vale para qualquer coisa – um dia, uma apresentação, uma conversa, um momento – e forma um circuito contínuo de feedbacks. A reflexão norteia nosso propósito de seguir em frente.

Quando começar a aplicar *dampa sum* a tudo que faz, você verá seus efeitos em todo lugar que olhar. Por exemplo, ao definir que vai limpar seu escritório, primeiro você pensa no que vai fazer, que mudanças deseja ver. Você conecta isso intencionalmente ao seu objetivo maior, digamos, ter uma vida profissional significativa e produtiva. Mas saber isso não muda nada: você tem de realmente limpar seu escritório. Essa é a parte da prática. Então, no fim, você tem um resultado, que, além de um espaço de trabalho mais acolhedor, pode incluir encontrar aquele documento perdido que você achava que nunca veria novamente. Neste ponto, você pode se perguntar (reflexão) se a ação que realizou ajudou seu objetivo maior de levar uma vida profissional mais significativa e produtiva. Agora, pode definir uma nova meta: manter seu escritório organizado ou simplesmente notar o que atrapalha quando você não consegue fazer isso. Em última análise, refletir sobre o resultado de uma ação é como você aprende que o trabalho de executar essa ação valeu a pena, por exemplo, ou que você gostaria de fazer algo diferente da próxima vez. E, por mais comum que a tarefa possa ser, os efeitos de longo prazo do processo podem ser profundos. *Dampa sum* não é nada menos (e nada mais) do que ver claramente, colocar a mente e o coração naquilo que está fazendo e entender como você pode mudar sua experiência mudando a perspectiva e o comportamento.

No jargão do Vale do Silício, dizemos "falhe" e "falhe melhor". A ideia fundamental, tanto nos negócios do século XXI como no Tibete do século XII, é que os produtos e os processos devem ser profundamente norteados pela experiência das pessoas que os empregam. Para que isso aconteça de maneira otimizada, os insights do usuário devem ser integrados em todos os passos do caminho, desde o design inicial (propósito), através do teste do protótipo (prática), até o design "final", geralmente contendo vários ciclos de novo design para chegar lá (reflexão determinando uma nova intenção). Claro, no caso de muitos produtos que usamos hoje em dia, a própria noção de um design "final" é estranha. Todas as semanas, se não todos os dias, algum aplicativo em um de nossos dispositivos precisa de atualização. Podemos dizer que vivemos numa era de iterações. Afinal, o *design thinking* norteia as operações em escolas de Ensino Fundamental e também em empresas de tecnologia. No entanto, os budistas, há dois mil anos, reconheceram que estamos sempre em uma era iterativa: bom no começo, bom no meio, bom no final (e, depois, recomeçar com um novo começo). Assim, a lógica tríplice e sobreposta do *dampa sum*, do *design thinking* e do método científico torna-se mais do que estrutural. Como veremos, *dampa sum* também é uma maneira de estar no mundo.

"Bom no começo, bom no meio, bom no final" não significa que tudo sempre se desenrola de acordo com o planejado. Não significa que sempre conseguimos o que queremos. Não significa que coisas ruins não aconteçam, que não ficamos doentes ou velhos, que não perdemos pessoas que amamos. Também não significa que todos temos que trabalhar por uma Boa Causa. Significa que encontramos as boas causas ao nosso redor, as pequenas oportunidades de propósito, atenção plena e compaixão em tudo o que fazemos, e isso se manifestará em nosso trabalho e em nossa vida de maneiras muito reais e tangíveis – às vezes até de grandes maneiras.

Quando as pessoas descobrem que ensino a atenção plena, muitas vezes me perguntam se o tempo delas na bicicleta estacionária – ou indo para o trabalho ou lavando a louça, e assim por diante – "conta". Minha resposta, baseada em milhares de anos de tradição e pilhas de evidências científicas, é "sim"... *se fizermos valer a pena*. Sim, até mesmo ficar na fila da Starbucks conta, se aproveitarmos a oportunidade para sentir nossos pés no chão, nossa impaciência na forma de tensão nos ombros, e se tivermos compaixão por nós mesmos e pelas outras pessoas na fila. Da mesma maneira, o trabalho conta, se o fizermos valer.

A fim de reconhecer e agradecer nossa humanidade comum (um treinamento fundamental da compaixão), este livro supõe explicitamente que todos estamos nisso juntos. E os dados sugerem que uma mentalidade coletiva é mais do que apenas um pensamento esperançoso. Segundo o Gallup, "os funcionários que são supervisionados por gerentes muito envolvidos têm 59% mais probabilidade de serem engajados do que os supervisionados por gerentes ativamente desengajados". Goste disso ou não, somos afetados pelo nível de engajamento à nossa volta.

Como seriam nosso trabalho e nosso ambiente de trabalho se agíssemos como se nossos colegas fossem iguais a nós? E se nossos chefes, os chefes de nossos chefes, nossos colegas, supervisionados, as pessoas em nosso departamento, as pessoas em outros departamentos, o cara com cavanhaque do RH, nossos clientes, até mesmo (ou especialmente) nossos concorrentes e o pessoal de atendimento, os vendedores e outras pessoas cujo trabalho afeta nossa vida todos os dias – e se esses seres humanos fossem todos *como nós*? É uma questão séria porque eles *são* como nós de maneiras importantes. É uma questão radical porque essa não é a abordagem do trabalho que predominou durante a Revolução Industrial (obviamente), nem é a apresentada na maioria dos livros de administração. Reconhecer nossa humanidade comum significa ver as pessoas que trabalham como mais do que robôs. Isso significa criar um ambiente de trabalho realmente humanizado em que as pessoas sejam vistas, valorizadas, engajadas e apoiadas.

Este livro é para todos nós que gostaríamos de ter mais influência sobre como pensamos, sentimos e agimos, tanto no trabalho como em nossa vida como um todo. Sou sensível ao impacto muito real que os sistemas têm sobre as pessoas, tanto positivo quanto negativo, e, portanto, me esforcei para tornar as estratégias do livro realistas. Não estou afirmando ingenuamente que podemos resolver todos os nossos problemas com ajustes de atitude. Não estou sugerindo que um faxineiro tenha os mesmos problemas que um CEO. Mas acredito que os princípios e as práticas que compartilho aqui, quando baseados na experiência, podem mudar vidas. Mesmo no ambiente específico de uma sala de aula de administração, meus alunos são um grupo surpreendentemente diverso, vindos de organizações sem fins lucrativos e startups, bem como de organizações multinacionais e instituições financeiras tradicionais em todo o mundo. Um aluno frequentou meu curso entre seus turnos no serviço militar. E, ao trabalhar com essas pessoas de origens diversas, vi que, por trás dos detalhes, seus desejos são os mesmos: importar, pertencer, fazer o melhor possível e passar isso adiante. O modo como nos relacionamos com nossas vulnerabilidades mais humanas e delicadas tem um efeito muito real em nosso trabalho e nas pessoas com quem trabalhamos, mas o trabalho é o último lugar em que reconhecemos isso. Eu quis desafiar esse tabu e escrever um livro para todos com base na minha experiência como professora, mulher e mãe.

Parte I

TER PROPÓSITO NO TRABALHO

É possível

1

Cura para o ambiente de trabalho tóxico

Na década de 1980, os arquitetos começaram a projetar edifícios tendo em mente a eficiência energética. Uma das maneiras como fizeram isso foi criando estruturas com um "envelope mais fechado" ou menos ventilação. Por volta da mesma época, surgiram os primeiros relatos da "síndrome do edifício doente".[1]

"Síndrome do edifício doente" foi a expressão usada para descrever um conjunto de sintomas experimentados pelas pessoas que passam seus dias em ambientes com alto teor de poluentes, como dióxido de nitrogênio, COVs (compostos orgânicos voláteis) e alérgenos. Os empregadores ficaram preocupados com essa doença misteriosa, que cada vez mais parecia ligada a uma menor produtividade e perda de lucros.[2] Havia também uma apreensão generalizada com as implicações para a saúde no longo prazo das pessoas que trabalhavam em ambientes construídos com materiais feitos com substâncias tóxicas. Foi dessa preocupação que surgiu o movimento dos edifícios "verdes".

Em 2015, uma equipe de pesquisadores coordenada por Joseph Allen, da T. H. Chan School of Public Health, de Harvard, decidiu coletar dados sobre o impacto do ambiente de edifícios doentes sobre o

33

funcionamento cognitivo de seus ocupantes e testar o impacto de vários padrões de edifícios verdes.[3]

Para tanto, criaram um estudo duplo-cego – nem mesmo os pesquisadores sabiam quais pessoas estavam em qual grupo –, envolvendo 24 profissionais da área de Siracusa. Esses arquitetos, programadores e profissionais de marketing criativo foram trabalhar em condições simuladas de prédios no Laboratório de Qualidade de Ambiente Interno Total do Centro Syracuse de Excelência em Sistemas Ambientais e Energéticos*. O grupo todo passava seis dias em período integral (das 9h às 17h, com um intervalo de almoço de 45 minutos passado numa sala adjacente ao espaço de trabalho), em escritórios que simulavam condições de espaços verdes, verdes+ (mais bem ventilados do que a condição verde comum) ou convencionais. No fim de cada dia, os participantes do estudo respondiam a testes planejados para avaliar seu funcionamento cognitivo.

Os pesquisadores verificaram que as pontuações cognitivas foram 61% mais altas no edifício verde simulado e 101% mais altas no ambiente verde+ do que nos edifícios convencionais. Todos os nove domínios cognitivos testados pontuaram mais alto nos edifícios verdes ou verdes+, com os maiores aumentos no funcionamento demonstrados em resposta a fatores como crise (97% maior no verde e 131% maior no verde+), estratégia (183% maior e 288% maior) e uso de informações (172% maior e 299% maior).[4]

Esse estudo é considerado um divisor de águas para o setor da construção, bem como para a maioria das empresas com visão de futuro, voltadas para a produtividade e que investem em edifícios saudáveis para seus funcionários, ao oferecer evidências de que os materiais usados para construir um edifício têm um impacto mensurável nas pessoas que trabalham ali. A qualidade do ambiente interno é agora uma grande prioridade para as empresas. Genentech, Kaiser, Google, Salesforce,

---

* *Total Indoor Environmental Quality Laboratory no Syracuse Center of Excellence in Environmental and Energy Systems.*

Facebook: todas essas empresas estão investindo recursos significativos, em valores de bilhões de dólares, para a criação de espaços de trabalho verdes. E, em programas de treinamento de liderança de alto nível, como os da T.H. Chan School of Public Health de Harvard e da Kennedy School de Harvard, os alunos estão aprendendo a incluir essas considerações em seus processos de planejamento e tomada de decisão.

Veja o caso do engenheiro industrial Ray Anderson. Em 1973, ele fundou a empresa Interface para produzir carpetes em placa nos Estados Unidos para ambientes institucionais. A ideia era criar novos compostos químicos e materiais seguindo as práticas comuns da época – práticas que prestavam pouca atenção ao impacto tóxico que esses compostos químicos poderiam ter no meio ambiente ou na vida dos fabricantes e usuários finais. Todo mundo estava fazendo negócios dessa maneira. Era o modelo dominante e aceito.[5]

Vinte anos depois, ao ler o livro de Paul Hawken *The Ecology of Commerce*, Anderson ficou chocado com o que parecia uma sugestão louca: esse negócio era a causa e também a única solução possível para a catástrofe ambiental.[6] Na verdade, em *The Ecology of Commerce*, Hawken cita nominalmente Ray Anderson (e a Interface) como um exemplo de "saqueadores" completos. Em sua palestra TED, em 2009, Anderson falou sobre o impacto inesperado que isso teve em sua vida. Em vez de dobrar a aposta em sua posição, agindo dentro das normas consensuais de seu tempo, ele ouviu essa crítica como um momento de sanidade de um sistema insano e como uma oportunidade para agir, e se comprometeu a extrair da terra apenas aquilo que pudesse ser renovado, sem prejudicar a biosfera. "Se Hawken estiver certo, e as empresas e as indústrias tiverem de liderar, quem vai liderar as empresas e as indústrias?", perguntou ele. Descrevendo-se como um "saqueador em recuperação", Anderson viu a necessidade de se manifestar e liderar sua empresa na busca de uma nova maneira de fazer negócios. Como resultado, criou a Networks, um empreendimento conjunto entre a empresa de carpetes Interface e a Sociedade Zoológica de Londres, que passaram a reciclar velhas redes de pesca como carpetes de náilon. Isso criou carpetes menos tóxicos e, portanto, espaços físicos de trabalho menos tóxicos, mas também criou um novo paradigma para fazer negócios.

Estou contando essa história porque a síndrome do edifício doente tem realmente tudo a ver com os ambientes tóxicos em que trabalhamos, literal e figurativamente. Mesmo que os edifícios em que trabalhamos sejam "verdes", o que acontece com o resto do ambiente de trabalho? Como podemos torná-lo melhor? Algumas vezes, o que é considerado "normal" em determinado tempo e lugar é, na verdade, insano. O treinamento da atenção plena nos fornece a sabedoria para reconhecer quando estamos numa situação como essa, e a força para ser a pessoa louca, quando necessário.

Re-humanizar o ambiente de trabalho

Um dos maiores insights que os últimos 50 anos de psicologia social nos proporcionou é que o nosso ambiente importa. E, embora não estejamos mais sujeitos a condições extremas de trabalho como o citado no livro *The Jungle* de Upton Sinclair, estamos lidando com um novo conjunto de condições de trabalho insalubres mais sutis.

Os norte-americanos trabalham muito. Segundo uma pesquisa realizada em 2016 pela National Public Radio, a Robert Wood Johnson Foundation e a T. H. Chan School of Public Health de Harvard, "quase dois terços dos empregados dizem que com frequência ou às vezes fazem horas extras ou trabalham no fim de semana, e um em cinco diz que trabalha 50 horas ou mais por semana em seu emprego principal".[7]

Os Estados Unidos são uma das poucas nações altamente desenvolvidas no mundo que não garante aos empregados férias remuneradas anuais. E, mesmo quando nossos empregadores oferecem dias de férias, muitos não os aproveitam.[8] Segundo a mesma pesquisa, menos de metade dos trabalhadores que receberam dias de férias pagos usaram todos ou quase todos eles em 2015. A pesquisa também revelou que mais da metade dos adultos iam trabalhar quando estavam doentes. Além disso, 44% dos entrevistados disseram que seu trabalho afetava negativamente sua saúde geral, e mais de 40% disseram que ele afetava negativamente sua família, seu peso e o sono.

A maioria de nós faz horas extras ou não tira férias porque queremos ou precisamos ser mais produtivos. Mas essa é a questão: estudos com trabalhadores braçais e administrativos mostram que, depois de trabalharmos 49 horas numa semana, nossa produtividade não só fica estagnada como começa a decair. Em certo ponto, trabalhar demais na verdade atrapalha nossa produtividade. E, com tempo e energia diminuídos para viver nossa vida, isso cria uma sensação de escassez em nossa mentalidade individual e coletiva.

Em 2015, minha amiga e mentora Pat Christen e eu fizemos uma apresentação na Stanford Social Innovation Review Conference. Pat, que coordenava o HopeLab, é agora diretora executiva do Omidyar Group (do qual o HopeLab faz parte), um conjunto de organizações e iniciativas fundado por Pierre Omidyar, fundador do eBay, e Pam, sua esposa cientista-ativista.

A pesquisa que Pat apresentou nessa conferência se referia a não ter o suficiente – tempo suficiente, dinheiro suficiente, sono suficiente, exercício suficiente. Ela explicou como existir nessa mentalidade de escassez todos os dias afeta nossa saúde mental, física e emocional e pode levar a problemas crônicos como vícios, obesidade, divórcio, depressão, ansiedade, solidão e *burnout*. Ela citou estatísticas que mostravam que as pessoas que trabalham mais de 55 horas por semana têm uma probabilidade 33% maior de um AVC e um risco 13% maior de uma doença cardíaca. Além disso, 35% desses empregados relataram que o emprego interfere no tempo dedicado à família e são uma fonte significativa de estresse.[9]

Os dados confirmam o que muitos de nós sabemos ser verdade por experiência própria: estamos infelizes, doentes e totalmente sobrecarregados pelas demandas do nosso emprego, e simplesmente pensar na questão de como ficar em ordem ou sadio, ficar bem e prosperar

Cura para o ambiente de trabalho tóxico   **37**

parece mais uma ideia opressora. Quando toda a cultura vive desse modo, pode ser difícil localizar onde está o problema ou enfrentar a questão de saná-lo. O fato é que usamos nossas empresas como símbolo de status, e as pesquisas mostram que essa aspiração tem um valor real: os norte-americanos que sempre dizem que estão "ocupados" são vistos como mais importantes e com status social mais alto.[10]

Nós não planejamos ficar estressados nem entediados, ansiosos, assoberbados, nem sentir que somos peças insignificantes de uma grande engrenagem. No entanto, muitos têm essa experiência a maior parte do tempo. Em nenhum lugar mais do que no trabalho, as pessoas lutam com a necessidade de se sentir realizadas. Essa necessidade não é limitada às pessoas que trabalham nos campos óbvios voltados para uma missão, como a educação ou as organizações sem fins lucrativos, mas inclui todos que já quiseram ser algo quando crescessem; todos que já sentiram que não sabiam o que estavam fazendo e temiam ser descobertos; todos que gostam mais de reclamar do trabalho do que de fazê-lo, que sentem o terror do domingo, ou se sentem oprimidos pela aceleração da tecnologia de informação, que duvidam que seja possível um "equilíbrio entre trabalhar e viver"; todos os pais que se encontram entre a cruz e a espada, lutando com a ambivalência ou a culpa por sair de casa para ir trabalhar e ser distraídos pelo trabalho quando estão em casa; todos que trabalham demais e todos que estão tentando trabalhar mais.

Nem sempre foi desse jeito, é claro. Quando começamos num emprego novo, geralmente estamos animados com a oportunidade e temos boas intenções de fazer o melhor possível: sustentar nossas famílias e nós mesmos, aprender algo valioso, ir em direção a um objetivo. Só que essa motivação nem sempre inspira as coisas que compõem nosso dia a dia. Temos de achar algo limpo para vestir e nos manter apresentáveis, estar em vários lugares ao mesmo tempo, chegar a todos pontualmente, acompanhar nossos filhos, ligar para nossos pais, nos alimentar, mas não demais, responder a mensagens de texto e olhar os e-mails, tentar nos exercitar, pagar as contas, fazer um bolo para a festa beneficente, ir à reunião de pais e professores e ao dentista para fazer limpeza nos dentes. Temos de nos preocupar com muitas coisas: a saúde de alguém com quem nos importamos e que não está muito bem, uma fatura de cartão de crédito que excedeu o previsto, um filho que não está muito bem; o que as pessoas pensam de nós, quanto elas nos valorizam, se estamos recebendo o reconhecimento e o pagamento que merecemos. Nós nos sentimos sobrecarregados, envergonhados, entediados, bravos, com ciúme, e poderíamos simplesmente preferir estar entorpecidos. Não é de admirar que percamos de vista nossas intenções originais.

Não só tudo isso é subjetivamente desagradável, como também nos deixa fisicamente doentes (aquela conexão mente-corpo novamente), emocionalmente perturbados e mentalmente comprometidos. E isso transborda para nossa vida fora do trabalho também, além de atingir a vida das pessoas com quem nos importamos. O que podemos fazer, aqui, no mundo real, exceto realizar nossa fantasia de gritar "Pegue este emprego e o enfie..."? O melhor que podemos fazer é aproveitar nossas noites, fins de semana e dias de férias (se tivermos sorte o bastante de ter férias e não estivermos ocupados demais para tirá-las)? Devemos só aguentar firme? É isso que significa ser adulto?

Em uma palavra: não. Existe um jeito melhor.

Vivemos numa cultura que valoriza não só a produtividade, mas também o lucro e a promoção a qualquer custo, que recompensa os estúpidos que dão cotoveladas nas pessoas educadas para tirá-las da frente e criam ambientes de trabalho tóxicos. Peter Frost, um líder pioneiro e influente da prática da compaixão no ambiente de trabalho, certa vez disse sobre os escritórios que "sempre existe dor na sala". Esse professor da Escola de Administração da Universidade da Colúmbia Britânica, falecido em 2004, diagnosticou a toxicidade do ambiente de trabalho como uma ameaça muito real ao desempenho do funcionário e às metas da empresa. Em seu artigo pioneiro para o *Journal of Management Inquiry*, "Why Compassion Counts!" (Por que a compaixão importa!),[11] ele indica que é impossível categorizar de modo organizado o trabalho como um local racional em que as emoções não têm espaço. Em outras palavras, não há como impedir os sentimentos quando chegamos à porta. No entanto, é isso que a maioria tenta fazer.

O resultado final (cumprimento das metas) é muitas vezes usado como justificativa para o mau comportamento. O estudioso e professor da Faculdade de Administração de Stanford Jeffrey Pfeffer, que ministra um curso chamado *The Paths to Power* (Os caminhos para o poder) e é considerado um dos mais influentes teóricos da organização de nossa época, escreveu um artigo intitulado "Why the Assholes Are Winning" (Por que os idiotas estão vencendo).[12] Ele argumenta que existe um imenso abismo entre os traços da boa liderança (discrição, honestidade, autenticidade e generosidade) e os estilos de liderança de CEOs icônicos como Roger Ailes, Jeff Bezos, Bill Gates e Steve Jobs, a quem caracteriza como "temperamentais e exigentes" e pessoas que apresentam "comportamentos abusivos, com pouca ou nenhuma consequência adversa".[13] Como as empresas prosperaram sob a liderança desses homens, o mau comportamento é desculpado como o custo necessário da inovação e do sucesso.

Não se engane: é apropriado sentir-se doente num ambiente doente. E, nesse ambiente, nós bem podemos nos culpar por sofrer, sem nos dar conta do papel desempenhado por um ambiente de trabalho tóxico. Nós somos o sapo na panela de água que está lentamente sendo aquecida até ferver e não percebemos nem o fogo, nem a panela.

A boa notícia é que o currículo das melhores escolas de administração no mundo não tem mais a ver com aprender a vencer a qualquer custo. Nessas salas respeitadas, dedicadas a ensinar líderes como fazer muito dinheiro, os alunos agora também estão aprendendo como criar melhores ambientes de trabalho e serem líderes mais cheios de compaixão. Eles estão aprendendo como criar novas normas para o ambiente de trabalho: tratar colegas e funcionários com respeito, comunicar-se com sinceridade, comportar-se com integridade.

Em 2008, a Faculdade de Administração de Harvard celebrou seu centésimo primeiro aniversário. Nesse mesmo ano, a crise financeira global inspirou um grupo de estudantes decepcionados da faculdade a trabalhar com os professores David A. Garvin, Rakesh Khurana e Nitin Nohria a fim de desenvolver um "Juramento de Hipócrates para gerentes":[14]

Como líder empresarial, reconheço meu papel na sociedade.

Meu propósito é liderar pessoas e gerenciar recursos para criar o valor que nenhum indivíduo pode criar sozinho. Minhas decisões afetam o bem-estar de indivíduos dentro e fora da minha empresa, hoje e no futuro.

Portanto, prometo que:

Vou gerenciar minha empresa com lealdade e cuidado e não promoverei meus interesses pessoais à custa da minha empresa ou da sociedade. Entenderei e apoiarei, na prática e na teoria, as leis e os contratos que governam minha conduta e a da minha empresa. Vou me abster de corrupção, concorrência injusta ou práticas empresariais danosas para a sociedade. Vou proteger os direitos humanos e a dignidade de todas as pessoas afetadas pela minha empresa e me oporei à discriminação e à exploração. Protegerei o direito das gerações futuras de melhorar seu padrão de vida e desfrutar de um planeta saudável. Relatarei o desempenho e os riscos de minha empresa com exatidão e honestidade. Investirei em desenvolver os outros e a mim mesmo, ajudando a profissão de administrador a continuar a progredir e criar uma prosperidade sustentável e inclusiva.

No exercício de minhas obrigações profissionais segundo esses princípios, reconheço que meu comportamento deve ser um exemplo de integridade, despertando a confiança e a estima daqueles a quem sirvo. Serei responsável perante meus pares e a sociedade por minhas ações e por manter esses padrões.

Dou a minha palavra de honra de que profiro este juramento livremente.

O Juramento de Hipócrates para gerentes recebeu grande atenção da mídia, e alunos de escolas de Harvard e da universidade da cidade de Nova York e até de escolas de administração no Japão e na Espanha aderiram a ele. Mas o juramento não é imposto por nenhuma organização externa e quebrá-lo não acarreta consequências; é essencialmente aplicado como um sistema de honra. É um grande primeiro passo, mas não ataca uma área-chave que merece atenção: a educação empresarial. Se um aluno assinar o juramento, ele pode tentar se autorregular, mas, sem uma educação abrangente que o ensine a ser bem-sucedido e ético ao mesmo tempo, como ele pode cumprir seu juramento?

Quando entrevistei Jonathan Levin, reitor da Faculdade de Administração de Stanford (GSB), perguntei qual era sua opinião sobre a abordagem da GSB à educação em valores e ética. Ele disse que, além de uma disciplina obrigatória no início do curso que aborda especificamente a ética, essa matéria está integrada em todos os cursos. A justificativa é que, quando estamos em situações eticamente exigentes no mundo real, não há bandeiras ou apitos que as identifiquem. Essa abordagem integrada da ética é ótima na teoria, mas é baseada no esforço voluntário de professores individuais. Não há uma medida de quantas vezes a ética entra em discussão ou quanto os alunos estão preparados, e nenhuma avaliação ou responsabilidade por uma educação ética (ou por seu comportamento ético depois que retornam ao mercado de trabalho).

No final das contas, porém, aulas e promessas, embora valiosas, podem nos levar apenas até certo ponto. Como na vida, a ética nos negócios começa no nível da ação individual. Felizmente, há coisas que podemos fazer para nos ajudar a colocar a ética em prática diariamente.

FAÇA ISTO: CRIE UMA DECLARAÇÃO DE MISSÃO

Às vezes é difícil reconhecer quando estamos em um ambiente tóxico, especialmente quando um comportamento indesejável é normalizado ou mesmo praticado pela gerência. A metáfora do sapo na panela funciona bem aqui. Em meu primeiro emprego depois da pós-graduação, trabalhei sem parar, estava sempre estressada, não tinha perspectivas e acabei ganhando 23 quilos. Não vi as mudanças porque foram muito graduais. Nós naturalmente colocamos em ação nossos sentimentos, opiniões e comportamentos (alguns desejáveis, outros não). Em qualquer situação, nosso ponto de controle mais forte é o nosso próprio desempenho e comportamento. Saber disso pode nos dar muita influência sobre nossas situações.

A declaração de missão expressa o propósito central e os valores de uma organização. Escrever sua própria declaração de missão, semelhante a um juramento, pode ajudá-lo a identificar se está vivendo de acordo com seus ideais ou não. Você pode não ser o chefe ou o administrador no trabalho, mas existem aspectos da situação que você pode influenciar. Você pode redigir uma declaração pessoal que diz: "Vou manter minha própria integridade nas coisas que mais importam para mim, como...".

Se você é um líder empresarial, pode criar um juramento que reconheça seu papel na sociedade, afirmando: "Minha missão de liderança pessoal é... e, como resultado, comprometo-me com as seguintes ações e comportamentos...". Veja um exemplo de uma declaração de missão pessoal aqui: https://leahweissphd.com/personalmissionstatement.

Habilidades: psicossociais *versus* técnicas

Muitos líderes da área hoje reclamam da falta de "talento". Dizem que os novos integrantes da força de trabalho não têm a capacidade de lidar com as demandas de nossa economia complexa e de organizações socialmente complexas. O *Wall Street Journal* relatou um estudo recente realizado por pesquisadores da Universidade DePaul que descobriu que "gerenciar empregados e a tomada de decisões – dois assuntos que requerem conjuntos de habilidades psicossociais, como ser sensível ao fornecer feedback – foram os fatores mais importantes para os gerentes atuantes. No entanto, essas matérias foram abordadas, respectivamente, em apenas 13% e 10% das aulas obrigatórias, em um levantamento com 373 escolas de negócios", disse o professor da DePaul Erich Dierdorff, um dos pesquisadores do estudo. "Parte da dificuldade pode ser pelo fato de que as aulas de habilidades psicossociais não são respeitadas tanto quanto os cursos 'técnicos', como finanças, de acordo com professores e alunos."[15]

Muitos egressos de faculdades de administração dominam as habilidades técnicas necessárias para conseguir um emprego, mas parecem não ter a habilidade de um pensamento crítico. Podem ser capazes de programar algoritmos ou preencher uma planilha, mas podem não ser capazes de escrever com facilidade, comunicar ideias complicadas ou discutir questões difíceis com colegas. É fácil zombar da ideia de estudar autoconhecimento e comunicação persuasiva quando os relatórios trimestrais são favoráveis e quando seu salário está vinculado aos ganhos trimestrais. De fato, no mundo dos negócios há quem considere as "habilidades psicossociais" bem supérfluas. No entanto, a verdade é que os alunos não podem resolver problemas num cenário de negócios em mudança sem essas habilidades, muitas das quais são formadas e aperfeiçoadas no contexto das ciências humanas.

Habilidades psicossociais são difíceis de ensinar. Elas também são extremamente difíceis de mensurar, mas podemos quantificar o que acontece na sua ausência e verificar como o comportamento é afetado quando estão presentes. Quando a empresa de pesquisa e treinamento de liderança Leadership IQ rastreou 20 mil novas contratações nos primeiros 18 meses de trabalho, descobriu que 46% delas não duravam muito ou tinham um desempenho inferior. E, de acordo com o Departamento do Trabalho dos Estados Unidos, o custo de uma má contratação é de pelo menos 30% dos ganhos do primeiro ano do funcionário. Dessas falhas, 89% foram atribuídos à atitude; apenas 11% foram atribuídos à falta de habilidade.[16] "Atitude" incluiu fatores como motivação, temperamento, baixa capacidade de aproveitar feedbacks, baixa inteligência emocional e pouca capacidade de receber feedback ou colaborar.

É aqui que entra a atenção plena. Habilidades psicossociais não precisam ser enquadradas como cabeça *versus* coração (ou seja, ser capaz de pensar *ou* de sentir). A atenção plena nos mostra que, quando sabemos o que estamos sentindo, quando permanecemos integrados como uma pessoa inteira, nossa capacidade de pensar, trabalhar, sentir e ter interações positivas com os outros melhora. O fato é que precisamos de todos os modos de saber, em diferentes momentos de nossa vida e trabalho, e precisamos saber quando aplicar o quê. Sem essa capacidade de pensar criticamente, de ter metaconsciência de nosso contexto e nossos métodos de engajamento, não podemos criar planos para o que deve ser feito, e certamente não podemos liderar os outros efetivamente para executar esses planos. Em suma, precisamos ter tanto sabedoria quanto conhecimento.

Então, como podemos implantar a atenção plena no trabalho? Um bom primeiro passo é usar a metacognição, o que significa explorar nosso propósito, enquanto realizamos nossas tarefas diárias, e rastrear onde estamos colocando nossa atenção. Focar a conversa, a tarefa ou o desafio em questão, sem permitir que nossa mente divague, ajuda a aumentar nosso senso de propósito e reduz o estresse. Considere como o seu trabalho diário se conecta aos seus objetivos pessoais e aos da organização. Como os dois se cruzam? Esclarecer as maneiras específicas como isso acontece pode ser fortalecedor. Também pode ajudá-lo a traçar um plano para que você saiba em quais tarefas se concentrar naquele dia ou naquela semana. Em seguida, verifique se de fato você se concentrou nas prioridades certas para o resultado ideal. Finalmente, identifique e elimine as distrações que o afastam da realização de seus objetivos. Você está gastando muito tempo com e-mails? Ajudando colegas de trabalho nos projetos deles? Fazendo tarefas que poderia facilmente delegar? Quando está consciente das distrações, você pode mais facilmente flagrar quando é vítima delas e voltar seu foco para outro lugar.

Mark Mancall, meu mentor de longa data desde meus tempos de graduação em Stanford, e fundador da famosa abordagem estruturada das ciências humanas de Stanford para uma educação interdisciplinar, costumava reclamar comigo que a maioria de seus alunos era analfabeta. Ele não queria dizer isso no sentido de não conseguirem ler, mas de não refletirem de maneira significativa sobre o que liam e, em seguida, expressarem em suas próprias palavras. Para Mark, meramente repetir informações era semelhante a um analfabetismo altamente funcional.

Diplomas de administração compram empregos, o que torna os cursos de administração muito populares. De acordo com o Departamento de Educação dos Estados Unidos,[17] um em cada cinco diplomas de bacharelado no país é em administração; a porcentagem é ainda maior se você contar as especializações em economia em escolas que não oferecem negócios como especialização. "Os estudantes norte-americanos de graduação estão migrando para programas de administrações e encontrando muitas oportunidades para quem quer entrar no mercado", diz Judith Samuelson, diretora executiva do Business and Society Program do Aspen Institute. Mas, quando as empresas forem à caça de CEOs ou gerentes daqui a décadas, Samuelson acrescenta, "eles dirão [...] que estão procurando um graduado em ciências humanas".[18]

As empresas querem empregados que tenham "a capacidade de pensar, escrever, e compreender o contexto cultural ou histórico de qualquer decisão de negócios que estejam tomando", diz Rachel Reiser, reitora assistente da Questrom School of Business da Universidade de Boston.[19] Se os alunos de graduação quiserem ter sucesso, precisam dominar essas habilidades. "Estamos tentando ajudá-los a compreender que pode haver muito mais numa educação empresarial", disse Erica Walker, reitora assistente da Haas School of Business da

Universidade da Califórnia em Berkeley.[20] As habilidades de pensamento crítico, contextualização de problemas e comunicação são insubstituíveis não apenas para carreiras de sucesso no longo prazo, mas também para poder levar uma vida gratificante.

Seria ótimo dizer que as escolas de negócios estão oferecendo cada vez mais cursos de habilidades psicossociais porque reconheceram espontaneamente o valor intrínseco dessas habilidades. No entanto, como muitas coisas na vida, grande parte do esforço para oferecer cursos de habilidades psicossociais veio como uma resposta ao feedback, neste caso, dos recrutadores.

Ao que tudo indica, parece que os alunos estão colhendo os benefícios do treinamento em habilidades psicossociais. Muitos acham que se saem melhor em entrevistas e se saem bem quando solicitados a realizar simulações de trabalho em grupo durante o processo de seleção. Sem dúvida, eles também levam uma vida mais equilibrada. Inúmeros ex-alunos da GSB de Stanford com quem conversei insistem que o treinamento em habilidades psicossociais foi a parte mais valiosa de sua educação.

Tocar-Sentir

Dinâmica interpessoal (ou "Tocar-Sentir") tem sido o curso opcional mais procurado na Faculdade de Administração de Stanford (GSB) nos últimos 45 anos. Ouvi falar de Tocar-Sentir muito antes de começar a ensinar na GSB, sob a forma de piadas sobre alunos de MBA pagando por uma terapia de grupo redefinida como treinamento de liderança, ao custo de 100 mil dólares por ano.

O curso põe em contato pequenos grupos de estudantes com facilitadores treinados em Stanford. Entre os tópicos a que os alunos se dedicam estão como construir relacionamentos profissionais, como lidar com conversas difíceis, como dar e receber feedback e como gerenciar conflitos e emoções. Os facilitadores ensinam não por meio de dramatizações, mas discutindo acontecimentos reais na vida dos alunos.

Cura para o ambiente de trabalho tóxico **47**

Conforme os alunos passam a se conhecer e entendem como os colegas se comunicam, a classe começa a ter conversas extremamente diretas. Alguns alunos falam sobre os outros? Alguns são submissos ou tendem a pedir desculpas por ocupar um espaço? De que maneira eles se apresentam ao grupo, "aterrissando" com os colegas? Por meio dessas conversas, muitas vezes difíceis, os alunos recebem feedback em tempo real uns dos outros e aprendem a se comunicar de modo mais eficaz.

Embora esse processo dê aos alunos uma visão de como seu comportamento é percebido pelos outros, não lhes oferece muitos insights sobre as complexidades de suas próprias paisagens emocionais ou de como essas paisagens influenciam seu comportamento. É aí que meu curso entra. A atenção plena nos permite cultivar habilidades como a autoconsciência. Meus alunos também aprendem estratégias, como prestar atenção às próprias respostas emocionais diante de situações desafiadoras. Não há nada de errado com uma resposta emocional, mas precisamos perceber quando e por que sentimos emoções fortes, a fim de podermos gerenciar nossa resposta a elas no local de trabalho.

Embora Stanford seja líder no ensino de habilidades "tocar-sentir", outras escolas de administração estão começando a oferecer cursos similares. Em Columbia, os alunos podem fazer cursos no Programa de Inteligência Social da escola, que oferece cursos de conversação persuasiva e passeios de "Aprendizagem pela ação" (em que os alunos saem do campus para locais como o centro de treinamento da Ilha Randall do Corpo de Bombeiros de Nova York para praticar a resolução de problemas e o trabalho em equipe). Os alunos de Columbia também podem fazer um curso de desenvolvimento pessoal como líderes, com foco no estabelecimento de metas e na criação de um estilo de liderança, ao mesmo tempo que gerenciam expectativas e o estresse.

A primeira conversa profunda que tive sobre o impacto do curso Tocar-Sentir de Stanford e seu programa geral foi com Bill Park, CEO da Deepdyve e um ex-aluno da GSB. Park dizia com todas as letras que Tocar-Sentir fora o curso mais útil que ele e muitos de seus amigos da Young Presidents' Organization (YPO)* haviam feito e, como CEO, estava à frente da curva de implantação de uma política de não quantificar o trabalho e as licenças médicas, permitindo que seus funcionários tirassem as férias que desejassem, com a duração que quisessem, se tivessem cumprido suas funções no trabalho. Ele também desenvolveu o exercício de um plano de negócios pessoal, cuja premissa era a necessidade de ser tão cuidadoso e ponderado com os relacionamentos e o tempo fora do trabalho quanto no trabalho. E todos esses desdobramentos para Park nasceram de sua contínua aplicação dos insights que teve com o Tocar-Sentir e com o estímulo adicional da prática da atenção plena que adotou anos depois.

Na verdade, Park e alguns outros ex-alunos da GSB com quem conversei eram da opinião de que a escola de administração se beneficiaria ao incluir a atenção plena em meu curso de dinâmica de grupo, para ajudar os alunos a aprender essas habilidades ainda melhor. E eles estavam certos: no início do curso, por meio de trabalhos e discussões em sala de aula, descobri que os alunos estavam integrando o que tinham aprendido no Tocar-Sentir com o que estavam aprendendo em minhas aulas. Park achava que, na verdade, os dois juntos eram o segredo de uma liderança eficaz e do bem-estar.

Isso fez com que eu me interessasse por saber mais sobre o Tocar-Sentir e, assim, procurei Gary Dexter, um dos professores titulares do Tocar-Sentir que, pelo que eu sabia, se interessava pela atenção plena. Ele afirmou que, se Tocar-Sentir é dinâmica *interpessoal* e atenção plena é dinâmica *intrapessoal*, então a atenção plena pode ser vista como a base para o trabalho interpessoal. Embora a atenção plena também seja uma prática interpessoal, entendi o que ele queria dizer: essa nova versão pós-moderna e americanizada da atenção plena, que se refere ao indivíduo em silêncio com sua respiração, é certamente uma iniciativa intrapessoal.

---

* Organização de Jovens Presidentes.

Hoje, muitos executivos de alto escalão começaram a reconhecer o valor das habilidades psicossociais e estão liderando pelo exemplo a mudança desse segmento. Em 2016, Arianna Huffington deixou o *Huffington Post* para iniciar sua nova empresa, Thrive, popularizando a noção da terceira métrica, "uma terceira medida de sucesso que vai além das duas métricas do dinheiro e do poder, e consiste em quatro pilares: bem-estar, sabedoria, admiração e doação".[21] E Richard Branson, da Virgin Atlantic, Jeff Weiner, do LinkedIn, e Marc Benioff, da Salesforce, também estão na vanguarda dessa mudança.

Ficou claro que o ambiente de trabalho norte-americano não funciona como deveria, e que as pessoas são infelizes, não têm saúde e precisam de uma mudança. É hora de começar a discutir as habilidades psicossociais como o portal para a mudança de que precisamos. Se desenvolvermos habilidades que vão além da dinâmica interpessoal e da autorreflexão, podemos curar tanto o local de trabalho tóxico quanto nós mesmos.

2

Trabalho em plena catástrofe

Um novo ramo da medicina conhecido como medicina comportamental... acredita que fatores mentais e emocionais, e as maneiras como pensamos e nos comportamos, podem ter um efeito significativo, para melhor ou para pior, sobre nossa saúde física e nossa capacidade de nos recuperar de doenças e lesões.

Jon Kabat-Zinn[1]

O especialista em atenção plena Jon Kabat-Zinn escreveu essas palavras em seu livro clássico de 1990, *Full Catastrophe Living*. Hoje, a "conexão mente-corpo", como é popularmente chamada, não é nada novo, mas, há mais de 25 anos, o programa de atenção plena que Kabat-Zinn apresentou ao mundo não era amplamente compreendido. Na verdade, muitos de seus primeiros adaptadores eram pessoas que sofriam de dores crônicas, desesperadas para tentar qualquer coisa que oferecesse algum alívio. Felizmente para eles, Kabat-Zinn não era nenhum charlatão. O programa, agora conhecido como redução do estresse com base na atenção plena, ou MBSR (sigla em inglês), foi baseado em evidências sólidas dos primeiros estudos acadêmicos sobre atenção plena, que avaliaram seu impacto na dor crônica.

Os participantes desses estudos (e os milhões de leitores que fizeram do livro de Kabat-Zinn um recorde de vendas) experimentaram o poder da atenção plena em primeira mão. Ao prestar atenção, viram o quanto da experiência que não queriam (sua dor) era o não querer em si, e como, inversamente, poderiam tornar as coisas melhores simplesmente não tornando as coisas piores do que já estavam. Em outras palavras, aprenderam a prestar atenção de um modo que transformou a maneira como sentiam a dor física.

Nas décadas seguintes ao lançamento de *Full Catastrophe Living*, o interesse pela atenção plena cresceu exponencialmente. Se você é um *geek* da pesquisa, pode se manter ocupado por anos lendo os 325 mil estudos sobre atenção plena que foram publicados nas últimas décadas. Em 2014, o National Institutes of Health gastou 92,9 milhões de dólares financiando pesquisas sobre atenção plena, e o tema se tornou cada vez mais procurado desde então. O trabalho de Jon Kabat-Zinn foi apenas a ponta do iceberg: a atenção plena se popularizou e seus benefícios comprovados estão atraindo a atenção do mundo dos negócios. Hoje, você encontrará referências à atenção plena em todos os lugares, desde as manchetes do *Wall Street Journal* até os retiros de empresas citadas na Fortune 500. A familiaridade com a atenção plena e a compaixão tornaram-se até uma vantagem na busca de emprego: meus alunos me dizem que não é incomum serem questionados sobre atenção plena numa primeira entrevista de emprego, e algumas empresas estão usando esse fator como critério de seleção.

Graças a todas essas pesquisas e mostras de interesse, temos agora uma enorme soma de dados quantitativos evidenciando os benefícios práticos da atenção plena no mundo real. E sabemos que o mesmo mecanismo que permite o alívio da dor física crônica também pode oferecer alívio à dor mental crônica e ao estresse do trabalho. Prestar atenção à dor que atravessa nossos dias – os sentimentos de insegurança e exclusão, os momentos de pânico ou tédio, todo o aborrecimento, constrangimento, vergonha, frustração e pressa de correr de uma coisa para outra (o que Kabat-Zinn quer dizer com a "catástrofe total") –, em vez de tentar evitá-la ou compartimentalizá-la, é como começamos a integrar o treinamento da atenção plena em nosso trabalho.

A atenção plena baseia-se em dois fatores: atitude e intenção. A atitude que procuramos é aberta e curiosa, talvez até contenha um toque de humor. A intenção atinge profundamente nosso âmago, mas começa na superfície, com a intenção modesta, embora transformadora, de prestar atenção em como estamos nos sentindo (veremos mais detalhes de definir intenções em **Amplie seu propósito**; ver p. 105). Como grande parte da dor no trabalho depende de evitar a dor, o trabalho ou ambos, isso nem sempre é fácil de fazer. Mas a única maneira de mudar nossa experiência é enfrentá-la.

COMO A ATENÇÃO PLENA PODE DIMINUIR O NÍVEL DE ESTRESSE

Em 2009, Elizabeth Blackburn, da Universidade da Califórnia em São Francisco, ganhou o Prêmio Nobel de Fisiologia ou Medicina por sua descoberta da telomerase, a enzima que repõe a capa protetora do DNA, o telômero, que é a estrutura composta na extremidade de um cromossoma. À medida que envelhecemos, nossos telômeros encolhem. Como os telômeros protegem nossos filamentos de DNA contra o desgaste à medida que eles (e nós) envelhecem, a saúde dos telômeros é considerada um componente crítico da longevidade.[2]

Atualmente, Elissa Epel,[3] também da UCSF, está estudando a ligação entre telômeros, envelhecimento e estresse. Em 2004, ela conduziu um estudo de atenção plena com um grupo de participantes de alto estresse: mães cuidando de crianças com doenças crônicas. No estudo, algumas mães receberam a oferta de uma intervenção de meditação e outras não. Aquelas que não meditaram disseram que se sentiam mais estressadas do que as mães que tinham meditado e tinham telômeros mais curtos e níveis mais baixos de telomerase do que as mães que meditavam. Na verdade, os telômeros nas mães mais esgotadas mostraram dez anos de envelhecimento a mais do que os das mães menos estressadas. A conclusão desse estudo é que não apenas a meditação pode ajudá-lo a se sentir menos estressado, mas também pode proteger o cérebro dos efeitos prejudiciais do estresse, que incluem o envelhecimento acelerado.

Os benefícios da atenção plena no mundo real

A atenção plena pode ter se tornado popular há décadas, mas a maioria das pessoas ainda equipara a prática da atenção plena a algo feito em particular. No entanto, assim como "trabalho" não existe como uma categoria separada em oposição a "vida", tornar-se uma pessoa mais consciente e compassiva não se opõe a ser um profissional respeitado e bem-sucedido.

Na verdade, a atenção plena é uma habilidade extremamente prática. A mente humana é projetada para ser muito ativa e nossa atenção se desvia quase constantemente entre pensamentos, sensações, estados emocionais e estímulos externos. Isso é completamente normal; na verdade, é um imperativo evolutivo. Precisamos ser capazes de rastrear o que está acontecendo no mundo ao nosso redor. Antigamente, nossa sobrevivência dependia de não ser comidos por um predador: se os humanos não controlassem as ações dos animais e de outros humanos em seu ambiente, não chegariam ao dia seguinte.

Hoje, a maneira como costumamos prestar atenção não tem tanto a ver com segurança, mas mais com hábito. Nos últimos anos, me acostumei a checar meu telefone e os e-mails várias vezes por hora, e agora, quando estou tentando terminar uma tarefa no computador, me pego fazendo isso sem ter feito essa escolha conscientemente. Claro que não ajuda muito o fato de a tecnologia que usamos ter sido desenvolvida especificamente para atrair nossa atenção continuamente, para nos viciar na dose de dopamina (a mesma que nos faz desfrutar de comida, drogas e sexo) que obtemos quando olhamos nossos e-mails ou as mídias sociais mais uma vez. No entanto, quando começamos a prestar mais atenção a esse hábito, ficamos cientes do que nossa mente está tramando. A definição de atenção plena, nos termos mais básicos, é o uso intencional da atenção. Quando não temos consciência de onde estamos colocando nossa atenção, ficamos ao sabor de nossos pensamentos e emoções. Isso, por sua vez, influencia nossa interpretação do mundo ao nosso redor e influencia as decisões que tomamos.

A boa notícia é que podemos ser treinados para desenvolver a atenção plena e, com a prática, podemos escolher para onde dirigir a nossa atenção a qualquer momento. Não importa qual técnica é usada – seja focar a atenção na respiração, em um objeto físico, um objeto imaginado, sensações físicas no corpo, ou mesmo um mantra, como na Meditação Transcendental. Toda meditação de atenção plena tem a ver com o treinamento da mente para estar onde escolhemos que ela esteja e percebendo quando se desviou, para que possamos trazê-la de volta mais uma vez. Nesse processo, reconfiguramos o cérebro para que, com o tempo, nos tornemos menos propensos a sermos vítimas de pensamentos ou padrões de comportamento indesejados. Essa capacidade de remodelar nosso circuito neuronal é conhecida como neuroplasticidade.

Esse processo pode parecer simples, mas, depois de experimentá-lo, você verá rapidamente que é bastante desafiador. Por fim, prestando continuamente atenção à experiência que estamos tendo, com uma atitude isenta de julgamento, tornamo-nos mais conscientes de nós mesmos, das pessoas ao nosso redor e de nosso ambiente. Com a prática, as vias neuronais do cérebro constituem novos padrões que nos ajudam a focar e aumentar nossa capacidade de cumprir nosso propósito, permanecendo na tarefa, sendo criativos e tomando decisões melhores.

A NEUROCIÊNCIA DA ATENÇÃO PLENA

Sabemos, por meio de estudos de fRMI, que as práticas de atenção plena estimulam mudanças no cérebro. As pesquisas revelaram que a meditação na atenção plena aumenta a densidade da nossa massa cinzenta nas regiões do cérebro ligadas ao aprendizado, à memória, à regulação da emoção e à empatia.[4]

A meditação regular da atenção plena resulta na descentralização e na repercepção, qualidades associadas ao desenvolvimento psicológico. *Descentrar* significa participar do mundo sem ficar preso à nossa própria perspectiva de um modo invisível para nós. Em outras palavras, podemos participar de uma situação sem achar que tudo diga respeito a nós. "Reperceber", outra palavra para essa experiência de descentramento, é nossa capacidade de ver o que está acontecendo numa situação sem as camadas de interpretação, suposição ou narrativa que usamos para atribuir significados que podem ou não ser precisos. Outras capacidades que são aprimoradas pela atenção plena incluem:

- Resposta ao estresse crônico
- Resposta à dor crônica
- Foco
- Produtividade
- Mudança de comportamento
- Precisão empática (ler corretamente a experiência emocional de outras pessoas)
- Metacognição (estar ciente do que estamos pensando e compreender isso)

Três tipos de atenção plena

Em um dos meus episódios[5] favoritos do programa *Curb Your Enthusiasm* (*Segura a onda*, no Brasil), Larry David oferece a seu amigo e hóspede Leon Black uma dica para uma próxima entrevista de emprego:

56   O trabalho como deve ser

L. D.: Você vai entrar, ele vai estar aqui [gesticula com uma mão acima da cabeça], o.k.; você está aqui embaixo [segura a outra mão na altura do abdômen], certo? Ele está por cima, ele está fazendo as perguntas.

L. B.: Hum, hum.

L. D.: E então, de repente, a entrevista começa, ele faz algumas perguntas, você responde algumas perguntas, então você começa a fazer as perguntas a ele e vira a situação. [Alterna as mãos superior e inferior.] Agora ele está tentando impressionar você.

L. B.: Viro essa merda pra ele.

L. D.: Vira essa merda pra ele.

Isso é o que a atenção plena nos ajuda a fazer: virar o jogo em nossos pensamentos e sentimentos. Quando prestamos atenção, invertemos o diálogo: somos nós que fazemos as perguntas. Estamos ganhando consciência do que realmente está acontecendo. Ainda teremos pensamentos de merda às vezes, vamos dizer coisas de merda, nos sentir como merdas, mas, quando prestamos atenção e vemos com clareza, podemos realmente mudar as coisas. Quando estamos atentos, fica mais fácil lembrar nossas intenções e questionar o status quo. E, em última análise, nos ajuda a encontrar uma maneira melhor de responder.

Existem diferentes tipos de atenção plena e diversos estilos de prática usados para desenvolvê-la. Para os propósitos deste livro, vamos nos concentrar em três tipos de treinamento da atenção plena: corporificação, metacognição e foco; e veremos como podemos integrar de maneira realista essas práticas ao dia de trabalho.

Corporificação

Como muitos intérpretes, o mundialmente famoso pianista concertista Steven Osborne sofre de medo do palco. Em uma entrevista com o jornalista John Lahr para a revista *The New Yorker*, Osborne disse que, apesar de seus efeitos fisiológicos quase debilitantes, que incluem "suor, confusão e perda da capacidade de falar",[6] ele se recusa a usar substâncias, como medicamentos prescritos ou álcool, para mitigar a ansiedade. Como explicou a Lahr, "a [música é uma experiência corporificada; você está fazendo experiências emocionais ganharem vida para outras pessoas, por meio de seu corpo]. Se isolar esse lado de si mesmo, significa que há toda uma gama de emoções que se tornam indisponíveis para você". Osborne passou a descrever como treinou sua mente para passar por esses momentos e diz que oferece o mesmo treinamento a seus alunos.

Osborne pode ser mais franco sobre seu medo do palco do que outros artistas, mas está longe de estar sozinho. De acordo com o jornal *Telegraph*,[7] do Reino Unido, um estudo com orquestras da Alemanha, realizado em 2012, descobriu que um terço dos músicos usava Valium ou beta-bloqueadores para controlar seu medo do palco. Mas você não precisa ser um músico tocando diante de milhares de pessoas para sofrer de ansiedade de desempenho. Na verdade, falar em público – algo que muitos no mundo do trabalho enfrentam em algum momento – tem uma classificação mais elevada do que a morte em algumas pesquisas sobre as coisas que as pessoas mais temem. É também uma das tarefas que os pesquisadores usam em ambientes clínicos para induzir e estudar o estresse.

A observação de Osborne de que toda experiência é uma experiência corporificada é verdadeira para todos nós, não apenas para os artistas que dependem de seu corpo. Em cada interação, levamos experiências emocionais a ganharem vida para as pessoas ao nosso redor. Aqueles que não são músicos, atores, atletas ou trapezistas tendem a se esquecer disso, especialmente no trabalho. Nós nos conhecemos principalmente como pessoas que possuem pensamentos, e experimentamos o mundo com a nossa cabeça. Se notarmos nosso corpo, provavelmente isso acontece quando ele interrompe nossos pensamentos na forma da síndrome do túnel do carpo, com uma dor nas costas, tendo que bombear o leite na amamentação, por causa de pés doloridos, ou simplesmente pela fome rotineira que nos força a parar o que estamos fazendo várias vezes ao dia para comer. Se exercitamos nosso corpo, muitas vezes reclamamos do tempo que isso "rouba" de outras atividades. Talvez "esqueçamos" de fazer exercícios, ou não nos importemos com eles, porque nosso corpo não parece tão importante quanto aquilo que nosso cérebro está fazendo. Esquecemos que os dois são conectados.

A corporificação, pelo contrário, é a atenção plena ao corpo. Com a corporificação, praticamos trazer a atenção para o nosso corpo, percebendo a tensão, a circulação, a dor, o prazer, ou apenas a experiência física neutra, por exemplo, do ombro direito, do abdômen ou do arco do pé esquerdo. Prestamos atenção às sensações à medida que ocorrem: câimbras, nós musculares, frio, náuseas e por aí vai.

Neste ponto, você pode perguntar: por que queremos fazer isso? Por que, considerando as imperfeições de nossa forma humana mortal, a mistura inconveniente, incômoda, embaraçosa e, às vezes, dolorosa da realidade física com a qual somos afligidos todos os dias, quereríamos prestar mais atenção ao nosso corpo? Por que não menos? Para as pessoas que não usam o corpo para ganhar seu sustento, será que o corpo não é apenas um obstáculo ao trabalho? Afinal, temos de vesti-lo, carregá-lo, alimentá-lo, dar-lhe café, hidratá-lo, aliviá-lo. E, para muitos que trabalham em empregos fisicamente pouco exigentes, o corpo não parece dar muito em troca; então, quase sempre, temos o hábito de ignorá-lo. A corporificação, portanto, nos permite olhar mais de perto e ver o que estamos ignorando. Tanto a ciência como a sabedoria tradicional nos dizem que fazer isso é importante e que há maneiras de inverter o diálogo para perceber nosso corpo como um recurso, não um obstáculo.

Causamos a nós mesmos muito sofrimento desnecessário quando a mente se perde em meio à ação – revisando o passado, prevendo o futuro, narrando o presente – e nosso corpo é o caminho mais rápido e seguro de voltar ao momento presente. Quando estamos cientes de nossas sensações físicas, estamos, por definição, presentes. O corpo não especula nem se arrepende, não se preocupa nem antecipa. Nesse sentido, pode ser nossa âncora na realidade, no tempo presente. O treinamento da atenção plena começa aí. Na verdade, nossa linguagem está cheia de frases de bom senso sugerindo corporificação: "Saia da sua cabeça"; "Siga sua intuição"; "Fale com o coração"; "Respire fundo" e "Deixe-me recuperar o fôlego".

A respiração ocupa um lugar especial no conjunto das figuras de linguagem para mente-corpo, e por boas razões (e as tradições da atenção plena e a ciência moderna concordam nisso): entre a fisicalidade do corpo e a imaterialidade da mente, a respiração está em algum lugar no meio, como uma ponte entre um e outro. Uma única respiração pode nos tirar da cabeça por um momento. Com uma única respiração, e a mudança da atenção para o corpo, nos proporcionamos uma pausa na tagarelice da mente e uma oportunidade para reiniciar. Ao mesmo tempo, a respiração nos permite perceber nossos pensamentos e sentimentos apenas como pensamentos e sentimentos, não como a última palavra ou a verdade essencial. Na maior parte do tempo, ficamos contando a nós mesmos uma historinha sobre algo e acreditamos piamente nela. Uma única respiração pode nos tirar dessa "falação", tornando-nos muito menos crédulos. Portanto, uma única respiração é uma mudança instantânea de perspectiva. Podemos segui-la no corpo, onde temos justamente a distância suficiente para julgar se nossa cabeça está conosco (isto é, em linha com nossas intenções atuais e nosso propósito maior) ou contra nós, e para escolher de que maneira queremos continuar a partir daí. E, como respirar não é algo a que precisemos dedicar um tempo do dia, podemos sempre encontrar o caminho de volta ao corpo por meio da respiração.

Imagine esta cena: você está em uma reunião e um colega de trabalho fala ao mesmo tempo que você, interrompendo o que ia dizendo. Você pode se sentir irritado e querer atacá-lo, mas seu chefe também está lá, e você não quer parecer um idiota exageradamente reativo na frente dele. Afinal, é você quem vai ficar mal, não quem interrompeu. Então, você respira algumas vezes. Sente seu coração disparar e a adrenalina circular, preparando-o para um ato de autoproteção. Ao respirar mais fundo, você sente os batimentos cardíacos começarem a diminuir. Assim que seu corpo se acalma, você intervém na próxima oportunidade e retoma com elegância o que queria dizer.

Um dos motivos pelos quais a corporificação e o aprendizado para focar na respiração são ferramentas tão valiosas no local de trabalho é porque, quando somos acionados pelo estresse, experimentamos uma sequência específica de mudanças fisiológicas. De uma perspectiva neurocientífica, nossa amígdala – um grupo de neurônios em forma de amêndoa que fica nas profundezas do cérebro – é onde são processadas as informações das emoções. A estimulação da amígdala cria emoções intensas: medo, agressão etc. As imagens PET mostram que, durante um ataque de pânico, o fluxo sanguíneo para essa região aumenta. Porém, assim como a amígdala pode ser treinada para reagir com medo prontamente, como no caso de um trauma ou um alto estresse contínuo, ela também pode ser retreinada para interpretar estímulos externos e internos sem pular para uma resposta de medo.

Quando a amígdala é ativada por uma situação que ela percebe como ameaça, nosso corpo responde aumentando a tensão muscular e acelerando a frequência cardíaca, o que leva a uma respiração acelerada. Esta é a clássica resposta de "lutar ou fugir" diante do estresse: é como o corpo se prepara para lutar ou fugir de uma ameaça. Respirações superficiais, por sua vez, levam ao aumento da ativação do medo no cérebro e no corpo. Um estudo de 2016[8] realizado por um grupo de neurocientistas alemães treinou os participantes do estudo sem nenhuma experiência anterior de meditação ou ioga para prestarem uma atenção simples à prática da respiração por duas semanas e, em seguida, os expôs a imagens perturbadoras. Quando os sujeitos usaram técnicas de respiração consciente enquanto visualizavam as imagens perturbadoras, tiveram maior sucesso subjetivo no controle de suas emoções, o que também correspondeu a uma diminuição significativa da ativação da amígdala.

Quanto mais frequentemente sentimos a resposta do nosso corpo ao estresse, mais facilmente essa resposta é disparada. Em pouco tempo, a tensão muscular e uma respiração acelerada podem se tornar sinais de perigo para a amígdala. Este é o poder do condicionamento clássico: a associação entre o perigo e a reação do nosso corpo ao perigo torna-se tão forte que, na verdade, tomamos a reação do nosso corpo como evidência do perigo, assim como os cães de Pavlov tomavam o som daquele sino como "evidência" de jantar. Como resultado, pode-se desenvolver um círculo vicioso por meio do qual o aumento da tensão muscular e a respiração acelerada, causados por uma amígdala ativada, estimulam ainda mais a amígdala. Portanto, quanto antes conseguir se perceber reagindo a situações estressantes, mais fácil será se acalmar. É por isso que, quando ensino atenção plena para veteranos com TEPT (transtorno de estresse pós-traumático), faço com que se concentrem em detectar os primeiros sinais de sintomas físicos para que possam empregar técnicas de atenção plena o mais cedo possível. Se a pessoa está num estado de angústia total, é muito mais difícil para ela recuperar a calma.

Se você perceber que está ficando tenso, como no exemplo da interrupção, remoendo isso no seu canto da sala de reunião ao repetir todas as cem vezes anteriores em que esse colega o interrompeu, você está mentalmente saindo da reunião e também garantindo que precisará de mais tempo para colocar novamente sua mente on-line para o serviço. Se você se flagrar reagindo logo após a interrupção ocorrer, respire profundamente algumas vezes; isso evitará que a escalada aconteça, e a recuperação também será mais rápida. Podemos usar a associação entre músculos relaxados, respiração mais lenta e ausência de ameaça para reverter o ciclo; em resumo, podemos usar a corporificação para inverter fisicamente o roteiro.

Outra maneira como a respiração pode afetar nosso estado mental é suspirando. Suspirar é a maneira natural do corpo de apertar o botão Reiniciar. É uma resposta de enfrentamento comum para pessoas com alta ansiedade, transtorno do pânico ou transtorno de estresse pós-traumático. A respiração profunda intencional imita os benefícios do suspiro automático. Um estudo de 2016 na Bélgica[9] sobre a "psicofisiologia das emoções" comparou os efeitos do sistema respiratório no modo como as emoções aparecem no corpo. O objetivo do estudo era esclarecer de que maneira a respiração profunda e a retenção da respiração afetavam o alívio psicológico e físico em resposta à exposição ao estresse.

Os pesquisadores recrutaram 34 indivíduos com idades entre 18 e 31 anos que não tinham histórico de algum diagnóstico psicológico ou de exposição a traumas físicos ou mentais, e mediram sua respiração basal. Depois, os participantes foram expostos a imagens que denotavam perigo, segurança ou uma situação ambígua. Dependendo do grupo ao qual tinham sido designados, receberam instruções para respirar profundamente, prender a respiração ou respirar normalmente. Os pesquisadores descobriram que tanto respirações profundas como suspiros espontâneos geravam alívio fisiológico. A respiração presa não teve esse impacto. Curiosamente, as respirações profundas foram associadas ao alívio psicológico, mas os suspiros afetaram apenas o nível fisiológico, não o psicológico (conforme as experiências subjetivas de alívio relatadas pelos próprios sujeitos). Ao respirar fundo, se sentir que está começando a ficar agitado, faça-o com atenção, prestando atenção às sensações físicas da respiração. E, quando um colega de trabalho suspirar alto, reconheça que isso pode ter mais a ver com ele lidando com o estresse do que com uma irritação que você possa erroneamente atribuir a ele.

Outra razão para praticar a corporificação é que, por mais contrário que pareça ao modo como normalmente pensamos sobre as emoções, nosso corpo está *onde* nos sentimos. As emoções podem parecer um risco na maior parte do tempo, especialmente no trabalho, mas, na verdade, nossas emoções são uma vantagem: elas contêm informações que podem nos ajudar a interpretar e lidar com uma situação em que algo não está certo, no local de trabalho e em outros lugares – se estivermos prestando atenção. Quando prestamos atenção ao nosso corpo, podemos captar informações emocionais à medida que se avolumam, antes que tomem de assalto todo o nosso organismo. Mais uma vez, estamos invertendo o diálogo. A corporificação também pode ser considerada uma extensão da ideia de saber algo com a barriga.

Trabalho em plena catástrofe **63**

Inclusive, pesquisas recentes mostram que os sentimentos podem "começar" no intestino. Na verdade, quando dizemos que o intestino é o nosso "segundo cérebro", isso vem do fato de ele ter mais de duzentos milhões de neurônios e conter três quartos das células imunológicas do corpo. O intestino e o cérebro se comunicam em ambas as direções: do cérebro para o intestino, mas também do intestino para o cérebro. Essas duas regiões contam com vários sistemas para essa comunicação – as vias endócrina, neuronal e imunológica –, então, se o texto for perdido, um fax ou telefonema pode chegar sem interrupção.[10] O intestino tem uma forte influência nas nossas emoções. Por exemplo, fazer um curso de probióticos demonstrou alterar a ansiedade e a depressão. A serotonina, o neurotransmissor que permite que os neurônios se comuniquem entre si e está envolvida na regulação do humor, é muito mais predominante no intestino e no trato digestivo do que no cérebro (entre 80% e 90% a mais).

Se permitirmos, nosso corpo também pode nos conectar a outras pessoas, uma vez que o corpo humano é uma parte importante do que temos em comum com nossos semelhantes. Nosso corpo e o prazer e a dor que vêm com ele – as dores e as doenças que o acompanham, suas necessidades e indignidades, a impossibilidade de ter o corpo que queremos, o medo de perdê-lo, nossa vulnerabilidade no dia a dia, as gentilezas que recebemos para chegar aonde chegamos e de que precisaremos novamente quando estivermos doentes e morrendo, e a própria maneira como lutamos contra nosso corpo ou fingimos que ele não existe – compartilhamos tudo isso como seres humanos.

Enfim, quando não estamos presentes em nosso corpo no trabalho, perdemos uma fonte de prazer. É da natureza humana perceber mais a dor, mas, com lembretes e prática, podemos nos alegrar ao longo do dia com os prazeres simples e confiáveis de ter um corpo. A atenção plena por meio da corporificação nos dá, de fato, o poder de ampliar as pequenas coisas que podemos ter o hábito de ignorar porque acreditamos que são insignificantes. Corporificar prazeres, como sentar quando ficamos de pé por muito tempo, ou levantar e alongar quando ficamos sentados por muito tempo; segurar uma nova caneta com uma empunhadura ergonômica especialmente confortável; rir muito quando algo é engraçado; comer quando estamos com fome; beber quando estamos com sede; nos animar com cafeína quando estamos sonolentos; o relativo silêncio do escritório depois de uma manhã com crianças gritando; descalçar sapatos desconfortáveis embaixo da mesa ou não usar sapatos desconfortáveis, em primeiro lugar – todo dia, não importa o quão ruim seja, temos inúmeras oportunidades como essas de nos sentir bem, e o corpo é onde registramos esse bem-estar. Na verdade, como todos nós já percebemos quando finalmente nos sentimos melhor depois de uma doença, cada parte do nosso corpo que não dói é motivo de comemoração e uma fonte de alegria, esperando para ser acessada a qualquer momento.

Esse é o propósito dos rituais físicos em qualquer tradição religiosa, desde a reverência ou os cânticos até o cheiro de incenso ou borrifar água: essas ações repetidas e incorporadas que nos movem além de nossas perspectivas limitadas e centradas na cabeça ampliam nosso senso de identidade e nossas experiências. Você pode não ter permissão para acender uma vela em seu escritório, e pode não querer fazer isso, mas tanto a ciência como a tradição estão repletas de rituais que você pode adaptar ao local de trabalho. O ato de pendurar nosso casaco e esvaziar nossa bolsa quando chegamos de manhã, de colocar nossos materiais numa mesa da sala de reunião, de encaixar e silenciar nosso telefone celular, de ajustar de uma mesa sentada para uma mesa em pé são todos rotinas comportamentais que podemos inserir em nosso dia para nos recalibrar mentalmente e tirar um momento para ancorar a atenção em nosso corpo.

Voltar a atenção ao corpo

Para ajudar a nos enraizar em nosso corpo, podemos criar instruções que direcionem nossa atenção para onde queremos que ela vá. Uma das minhas alunas alterou a senha do seu computador e telefone para

Trabalho em plena catástrofe **65**

"RESPIRE". Ela explicou que, ao fazer o login, respirava fundo e isso permitia que entrasse em contato com sua intenção, de modo que, em vez de verificar compulsivamente os e-mails, ela podia escolher trabalhar em projetos que importavam para ela. Um aviso vinculado a um evento habitual (ligar o computador, sentar-se para uma reunião, atender ao telefone) pode lembrá-lo de estar em seu corpo em um momento crítico.

Veja estas três técnicas simples:

1. **Respire fundo.** Você nunca vai se esquecer de respirar, mas vai se esquecer de perceber que está respirando. Dias inteiros passam sem que prestemos atenção, nem desfrutemos o prazer de uma única respiração. Então, onde quer que você esteja, sentado ou em pé, pare por um momento e respire fundo, sentindo o ar passar pelas narinas e entrar nos pulmões, contraindo o diafragma e, em seguida, segure-o por alguns momentos, deixando o estômago inchar. Em seguida, expire completamente, visualizando que, ao soltar o ar, você também está expirando todo o estresse, a ansiedade, a raiva e a sensação de estar sobrecarregado. Sinta tudo que está carregando dentro de você sair do seu corpo, abrindo espaço para uma nova respiração completa. Faça isso três vezes, sem pressa.

2. **Meditação da respiração.** Um passo além de apenas respirar fundo três vezes é se concentrar intencionalmente na respiração como uma espécie de meditação em miniatura. Ao inspirar e expirar, concentre-se na respiração, na sensação de respirar. Sinta o ar entrar e sair do corpo e, quando a mente divagar – e isso vai acontecer –, torne a prestar atenção na respiração. Não filtre nenhum pensamento nem manipule a experiência. Deixe que os pensamentos se acomodem por conta própria enquanto você continua a se concentrar no simples ato de inspirar e expirar lentamente.

3. **Examine seu corpo.** Traga o foco da sua atenção para o topo da cabeça. Mova-o lentamente pelo corpo, começando pelo rosto e descendo pelo pescoço, o tronco, as pernas e os pés. Em seguida,

volte para cima. Repita. Quando sua mente divagar – e isso vai acontecer – retome as sensações nas várias partes do corpo nas quais está indo com o foco da sua atenção. O objetivo deste exercício não é apenas ajudá-lo a voltar ao seu corpo, mas também coletar informações e ficar curioso sobre o que você geralmente evita. Se houver dor, você pode examiná-la? De que são feitas as sensações? Observe sua aversão ao desconforto. Você pode aceitar o desconforto? Como sua consciência de um desconforto pode melhorar sua experiência de trabalho? Quando você ignora ou evita essas sensações, tem mais probabilidade de expressar a dor no contexto errado (por exemplo, tomando decisões ruins ou brigando com alguém)?

Metacognição

Um segundo tipo de atenção plena é a metacognição, ou seja, a prática de saber o que estamos vivenciando enquanto temos a experiência. Não se preocupe. É menos imaginoso ou filosófico do que pode parecer. Agora mesmo, você consegue ver essas palavras na página deste livro (ou e-reader), ou ouvi-las pronunciadas em áudio, e estar ciente de que está lendo ao mesmo tempo? Você consegue se sentar, sentindo o apoio da cadeira? Pode saber no que está pensando? Se nasceu depois de 1980, você pode pensar nessa capacidade como a câmera do telefone em sua mente, a parte em você que reconhece uma experiência como digna de uma postagem nas redes sociais (ou não). Metaconsciência é dizer "Então, foi *isso* que aconteceu" com o verbo no presente: "Então, é *isso* que está acontecendo".

Diz-se que Buda foi questionado por um cético participante de uma de suas palestras sobre o que estava acontecendo. Sua resposta foi que seus monges sabiam que estavam de pé enquanto estavam de pé, sentados enquanto estavam sentados, comendo enquanto comiam e caminhando enquanto caminhavam. Por extensão, devemos saber que estamos enviando e-mails enquanto estamos enviando e-mails,

Trabalho em plena catástrofe **67**

dirigindo (e não enviando mensagens de texto!), enquanto dirigimos, sentindo raiva ou ciúme ou o que quer que seja quando estamos com raiva, ciúme ou o que quer que seja. Isso parece tão óbvio que é quase bobo.

Mas não é.

Se prestarmos atenção, veremos que raramente estamos conscientes do que estamos fazendo enquanto estamos agindo. Um dos efeitos colaterais inevitáveis de dar mais atenção ao que está acontecendo é notar como é difícil *realmente* prestar atenção, e como muitas vezes não fazemos isso. Com a prática, nossa capacidade de alternar a atenção entre aquilo de que estamos conscientes e a própria consciência fica maior. Os monges e as freiras são muito bons quando se trata de sustentar a metaconsciência porque praticam muito essa habilidade e também têm rituais durante todo o dia (como fazer uma pausa para rezar antes de comer, por exemplo) que ajudam a manter a metaconsciência constante. Mas nós, pessoas não monásticas, também podemos aprender a construir lembretes rituais em nossas rotinas diárias.

No Yale Center for Emotional Intelligence,[11] o diretor Marc Brackett e seus colegas desenvolveram um programa pioneiro para escolas que instrui os alunos e os professores a usar metamomentos, entre outras práticas, para aumentar sua inteligência emocional. Os participantes aprendem a refletir, autorregular e gerenciar experiências emocionais desafiadoras. Pediram aos sujeitos que pensassem como poderiam atuar de maneira que respeitasse ao mesmo tempo quem eram e o que desejavam para sua comunidade. Estudantes adolescentes, estressados com exames, vestibulares, notas ou problemas interpessoais, disseram que os metamomentos os ajudavam a lembrar de manter uma perspectiva. Mesmo alunos jovens podem entender e se beneficiar com isso. Segundo um aluno da pré-escola, "quando estamos andando de carro, algumas vezes [meus irmãos] ficam brigando e isso me deixa frustrado. Então eu digo, 'Vamos fazer um metamomento'". Os meus filhos sugerem exercícios de respiração para mim ou meu marido quando veem que estamos começando a brigar por causa de estresse. E, recentemente, tenho proposto concursos de silêncio em longas viagens, quando toda a minha família está perdendo a cabeça.

No geral, Brackett e sua equipe descobriram que a prática do metamomento melhorou o comportamento e o bem-estar dos alunos. Por exemplo, escolas de baixa renda que implantaram o programa viram suas taxas de suspensão de alunos cair 60%.[12]

Dois mil e quinhentos anos depois que o Buda apresentou seu projeto, dados de pesquisas como esses validam o motivo de todo o alarido: a liberdade que ganhamos quando paramos por um momento. Um momento de metaconsciência contém a possibilidade de pensar, sentir e agir de acordo com nossas melhores intenções. Ver algo sob uma luz diferente, não ser sugado, dizer a verdade mesmo quando estamos com vergonha, adiar uma gratificação (e valorizar quando estamos verdadeiramente gratificados), imaginar como a pessoa à nossa frente está vivenciando esse momento sem gritar ou ser defensiva, encontrando (como a mãe de uma amiga gosta de dizer) "outra maneira de sentir", e entendendo o que *realmente* está acontecendo: tudo isso começa com um metamomento.

Um exercício que emprego quando ensino meus alunos sobre metamomentos é a metáfora de uma varanda com vista para nossa paisagem emocional. Não pensei nisso sozinha; peguei a ideia do professor Ronald Heifetz, da Kennedy School, e seus colegas Alexander Grashow e Marty Linsky.[13] Como coautores do livro *The Practice of Adaptive Leadership*, eles explicam que a perspectiva que obtemos ao "entrar na varanda" é uma forma incrivelmente poderosa de metaconsciência. Podemos estar acima da briga e ver objetivamente nossa própria "sintonia", isto é, todos os aspectos de nossa identidade e experiências que influenciam o modo como vemos o mundo: gênero, raça, idade, religião e a nossa história pessoal e seus gatilhos. Os gatilhos são nossos pontos vulneráveis, ou botões quentes. De acordo com Heifitz, Grashaw e Linsky, líderes eficazes conhecem sua própria afinação e os botões quentes tão bem que não perdem o controle quando esses botões são pressionados. Em minhas aulas, integrei esses conceitos de ajuste e gatilhos aos dados coletados por meio da prática da atenção plena. Embora os padrões que se desenvolvem em nosso corpo (nossa sintonia e os gatilhos) sejam altamente individuais, as maneiras pelas quais podemos reconhecer e lidar com as informações se traduzem entre as pessoas.

Classificamos as pessoas e os fatos para sermos eficientes, para dar sentido a eles, mas as categorias que usamos também têm consequências negativas, por exemplo, quando estereotipamos pessoas que não estão em nosso grupo social. De acordo com Renee Navarro, vice-chanceler da UCSF para diversidade e divulgação (que lidera a iniciativa da UCSF para lidar com o preconceito inconsciente), é mais provável que cometamos um preconceito inconsciente quando estamos estressados, sob pressão ou envolvidos em múltiplas tarefas. E, vamos encarar, não é nosso modo de reagir à pressão do tempo e de múltiplas tarefas essencialmente nosso modo padrão de existir enquanto estamos no trabalho?

"A maioria das pessoas acredita que é ética e imparcial. Imaginamos que somos bons tomadores de decisão, que somos capazes de avaliar objetivamente um candidato a emprego ou um negócio de risco, e chegar a uma conclusão justa e racional que atende aos nossos interesses e aos da organização", escreve o pesquisador da Universidade de Harvard Mahzarin Banaji no *Harvard Business Review*.[14] "Mas mais de duas décadas de pesquisa confirmam que, na realidade, a maioria fica bastante aquém da percepção inflada sobre si mesma."

Curiosamente, vários estudos sugerem que a prática da atenção plena pode reduzir o preconceito implícito ou inconsciente. Por exemplo, depois de ouvir uma meditação de atenção plena guiada de dez minutos, os participantes brancos de um estudo tinham menos probabilidade do que os do grupo de controle de associar rostos negros ou velhos com palavras negativas. Os pesquisadores sugerem que a razão disso é que a atenção plena nos livra das respostas automáticas, aquele piloto automático que nos faz empregar estereótipos irrefletidamente. Os pesquisadores de psicologia social Adam Leuke e Bryan Gibson descobriram que, mesmo com essa breve meditação guiada, a discriminação por idade e raça pode ser diminuída. Portanto, é bem provável que, nos processos de contratação, desacelerar e permitir menos automaticidade nas respostas possa se mostrar muito útil.

Costumo pedir aos meus alunos que compartilhem os momentos em que encontraram um gatilho no trabalho e que usem a consciência dos metamomentos para descrever o que chamo de *"tells"* [sinais] (sim, é uma referência ao pôquer). Aqui está o exemplo de um aluno que encontrou um gatilho:

Em meu antigo emprego, numa empresa de capital privado em Nova York, estava trabalhando num projeto para uma das empresas da nossa carteira de investimentos. Normalmente, o parceiro com quem eu trabalhava apoiava minhas ideias e me permitia controlar o rumo de boa parte do meu trabalho. Nesse caso, porém, ele estava sendo extremamente dominador. Não parava de pensar em novas análises que deveríamos executar e nas variáveis a serem examinadas. Ficava trocando as perguntas a que deveríamos responder. Ficava me dizendo para fazer meu trabalho de uma maneira ligeiramente diferente. Aquele estilo de gerenciamento era tão volátil e invasivo que achei muito difícil manter a calma. Lembro-me de um calor subindo no peito, que parecia vibrar com uma intensidade crescente conforme fui ficando cada vez mais chateado. Cada vez que voltava para minha mesa, eu gritava em silêncio. Acabei não dizendo nada; mas fui ficando cada vez mais frustrado até que finalmente terminamos o trabalho e o parceiro foi embora.

Uma necessidade importante para a qual esta situação aponta é minha opinião ser respeitada e valorizada no ambiente de trabalho. Senti que não tinha voz ativa ou controle sobre o que estava fazendo; as perguntas iam sendo feitas e depois alteradas ou reformuladas assim que tentava respondê-las. A falta de eficiência nesse processo também foi um gatilho para mim. Finalmente, valorizo a consistência no ambiente de trabalho. Anteriormente, esse parceiro tinha tratado meu trabalho com respeito e me dado muita independência. O comportamento mais recente foi um afastamento indesejável desse estilo de gestão. Além disso, esse não era um comportamento típico de outros sócios da empresa, o que aumentou o sentimento de maus-tratos e inconsistência.

E outro:

No verão passado, antes de começar no GSB, trabalhei numa empresa de capital privado. Quando começou o verão, eu tinha pouca experiência com planilhas, pois havia passado os últimos dois anos na faculdade de direito e no ano anterior numa organização sem fins lucrativos. Poucos dias depois do início do meu estágio, o trabalho começou a se acumular. Eu tinha cerca de três atribuições nas quais estava trabalhando simultaneamente quando o CFO me pediu para entrar em seu escritório para que pudesse me dar outra atribuição. A tarefa era atualizar uma planilha de acompanhamento dos negócios que a empresa havia feito no mês anterior.

Quando ele começou a descrever a tarefa, percebi que estava presumindo que eu tinha muito mais conhecimentos técnicos do que realmente possuía. Eu o interrompi algumas vezes para explicar que minha experiência com o programa de computador era muito limitada, mas ele apenas oferecia uma breve explicação e continuava falando. A instrução continuou por algum tempo enquanto eu rapidamente fazia anotações. Depois de cerca de quinze minutos, a reunião acabou e eu estava de volta ao meu escritório. Refletindo sobre a tarefa que acabara de receber, percebi que entendia cerca de 5% do que deveria fazer e que o CFO não parecia querer ser incomodado até que a tarefa fosse concluída.

Assim que percebi isso, senti uma onda de ansiedade. Comecei a suar e senti o peito e o estômago latejando. Passei quase meia hora tentando me acalmar. Embora esta seja uma situação particularmente intensa, versões mais brandas desse sentimento acontecem comigo com bastante frequência. Esses episódios geralmente são acompanhados por "sinais" físicos semelhantes – uma sensação latejante que começa no peito e desce até o estômago.

Depois de refletir sobre esses episódios, percebi que minha necessidade básica de estar no controle é o que geralmente dispara esse gatilho em mim. Sempre que recebo uma tarefa, para sentir que estou no controle, devo ter uma compreensão das etapas necessárias para concluir a tarefa e a confiança de que terei tempo para concluí-las. Em outras palavras, quando sou confrontado com um problema, se não tenho imediatamente um plano e um cronograma de como resolvê-lo, sinto que perdi o controle.

Basta dizer que simplesmente perceber o que está acontecendo no momento é um grande salto adiante para lidar com os conflitos no trabalho e na vida. Os psicólogos chamam isso de "desreificação", que significa tornar algo menos concreto ou real. Neste caso, as "coisas" com as quais nos preocupamos são nossos pensamentos, sentimentos e percepções à medida que se desdobram, que eliminamos simplesmente reconhecendo o que são: pensamentos, sentimentos e percepções, em vez de, por exemplo, acreditar que cada pensamento nosso é a última palavra e a verdade última. De uma perspectiva neurocientífica, os pensamentos são atividades eletroquímicas do cérebro, juntamente com a estimulação autônoma do corpo; de qualquer forma, são fenômenos naturais transitórios que emergem de nossos sistemas de resposta mais ou menos adaptativos. O metamomento nos dá tempo e espaço para observar o que está acontecendo em nossa mente e em nosso corpo e para suspender nossas opiniões. A pesquisa mostrou que nossa capacidade de ver nossas reações emocionais com mais objetividade é um determinante crítico de se nossa reflexão sobre a emoção é construtiva ou se perde numa ruminação desadaptativa, ou, como um de meus alunos tão eloquentemente disse, "reciclagem de pensamentos".

Que poder! Você pode decidir se aquele pensamento autoflagelante girando em sua cabeça é verdadeiro ou não. Você faz uma pausa apenas suficiente para ver que suas suspeitas paranoicas são apenas suspeitas paranoicas e, em seguida, passa a considerar outras razões para seu colega de trabalho estar agindo dessa maneira. Você vê uma necessidade apenas como uma necessidade; algo que passará se você permitir, não algo que você necessariamente tem de fazer.

Isso se aplica aos pensamentos, sentimentos e percepções de outras pessoas também. Elas podem não estar certas sobre tudo. Por outro lado, podem estar mais (ou igualmente) certas a respeito de algo do que você percebeu. Que alívio! Ao observar o que está acontecendo de maneira objetiva, você não tem que lutar com todos (mesmo que apenas em sua cabeça), o tempo todo. A professora de meditação Michele McDonald[15] certa vez observou, no início de um retiro silencioso de uma semana, quanto de nossa "personalidade" são apenas hábitos de pensamento, sentimento e percepção, e quantos de nossos pensamentos, sentimentos e percepções se resumem a "por que não podem todos ser mais parecidos comigo?". Se pudéssemos ver isso, e se pudéssemos escolher, não escolheríamos outra maneira de ser? No metamomento, podemos fazer essa escolha.

Foco

Foco é a capacidade de dar atenção ao que quisermos. É também o uso intencional da atenção, o que, como sabemos, é a própria definição de atenção plena. Existem graus diferentes de foco, é claro. Um foco estreito, ou de laser, é um intenso aprimoramento, através de uma abertura menor. Usamos esse tipo de atenção estreita para executar uma tarefa única, como digitar um relatório ou nos preparar para uma entrevista. Existe também uma abertura mais ampla, panorâmica, um tipo de foco mais aberto, em que absorvemos não só os detalhes, mas o contexto, a paisagem mais ampla. Usamos esse tipo de atenção para reconhecer as conexões entre as ideias ou os pontos de dados que podem não ser óbvios, o que pode ser útil quando você está assistindo a um congresso e ouvindo várias apresentações. Todos os tipos de foco são extremamente valiosos, em especial quando temos a percepção consciente para escolher qual tipo de atenção "prestar", dependendo da situação.

O volume do foco é mais bem calibrado, ou ajustado, e essa capacidade de calibrar o volume da atenção pode ser melhorada com a prática. Permitir-se permanecer focado, mas também relaxado, é a melhor maneira de criar um estado de "fluxo" (o que, por definição, requer envolvimento, não estresse). Muitas vezes, quando as pessoas começam a meditar ou a integrar o treinamento da atenção plena em sua vida cotidiana, elas tentam demais focar em estarem conscientes; a mente então reage, saltando para outro lugar. Ou elas não focam o bastante e a mente escorrega; então elas se esquecem de ficar conscientes. Tive um aluno que de repente se levantava e saía de uma sessão de meditação para se dedicar a outra tarefa; depois de algum tempo, percebia que a sessão tinha terminado. Ele só estava reagindo impulsivamente

74 O trabalho como deve ser

ao pensamento de que algo precisava ser feito. Isso não quer dizer que nunca deveríamos interromper nosso foco para responder a necessidades urgentes. Tem a ver com escolher fazer isso. Quando praticamos a atenção plena, podemos ver que é possível manter o fio de percepção consciente durante toda a nossa experiência do dia. E, como diz a metáfora tradicional, usamos nossa intenção para manter a testemunha da atenção plena ao nosso lado durante todo o dia.

O benefício de focar nossa atenção é que, quando nossa meta mais ampla ou propósito estão claros, sabemos onde colocar nossa atenção, focando as coisas certas. Podemos lidar com a tarefa à mão em vez de, digamos, focar uma reação negativa de um colega ou as emoções que sentimos por causa dessa reação. Se tivermos clareza do nosso propósito e pudermos focar esse propósito mais elevado, não somos carregados pelas emoções nem por acontecimentos indesejados.

Aplicando a prática de criar rituais, podemos inventar lembretes que nos avisem para estarmos conscientes do nosso foco. São lembretes para nos focar a serem inseridos em intervalos específicos do nosso dia, capturar nossa atenção e nos tirar do piloto automático para que não escapemos pelos atalhos mentais que acionamos inconscientemente para conservar energia.

Por exemplo, uma grande maneira de criar foco é selecionar uma atividade que você tem certeza de que vai fazer, como escovar os dentes. Então, quando chegar a essa atividade, ela servirá como lembrete para que você preste atenção. Você pode usar momentos de transição como sinalizações, ou uma atividade física. Para mim é muito útil desligar meu Wi-Fi ou ligar um daqueles cronômetros visuais bacanas para me lembrar de continuar aquilo em que estou trabalhando. Se você trabalha na Starbucks, colocar o pó para fazer um café pode ser um lembrete. Fazer anotações na ficha de um paciente, se você trabalha na área de saúde, ou desinfetar suas mãos entre pacientes também podem funcionar. Se você for professor de Ensino Fundamental, seu lembrete pode ser o sinal de início da aula. Se trabalha num escritório, pode ser quando você entrar na sala de reuniões para uma reunião. Em resumo,

Trabalho em plena catástrofe **75**

seu sinal deve ser um momento do cotidiano que lembra você de prestar atenção, ter consciência de sua intenção e permanecer na tarefa.

O gerenciamento do tempo realmente se resume ao gerenciamento da atenção e a saber onde colocar seu foco. Não é fácil; eu sei que sempre tenho a tentação de olhar alguns e-mails assim que ligo meu computador e, quando dou por mim, já é quase hora do almoço. Quando você entra no escritório, liga o computador ou começa seu plantão, faça isso com muita intenção. Qual item de sua infinita lista de tarefas terá o maior impacto? Você realmente precisa estar naquela reunião ou fazer aquele telefonema? Daí, você pode passar para o gerenciamento da energia, que é avaliar o que o desgasta ou o anima.

CRIAR LEMBRETES

Experimente selecionar atividades ou tarefas que você fará com o máximo de presença possível. Quando escrever um e-mail, por exemplo, você poderia se concentrar apenas nesse e-mail, em vez de olhar sua caixa de entrada cada vez que ouve um *ping*. Quando sua mente se afastar da tarefa, traga-a de volta com gentileza. Com o tempo, pense em acrescentar mais lembretes à sua rotina diária.

Examine sua lista de tarefas diárias. Identifique uma ou duas atividades que você poderia usar como um lembrete de percepção consciente. Quando você encontrar seu lembrete, pratique levar sua atenção para aquilo que estiver fazendo nesse momento e volte a atenção para isso toda vez que ela se desviar. Você pode pensar em cada um desses retornos à tarefa como uma "repetição", do mesmo modo que uma flexão de bíceps seria na academia, se você estivesse desenvolvendo força na parte superior do corpo. Sinta como está sua respiração e a sensação geral do corpo.

Preste atenção em como você se sente quando consegue redirecionar seus pensamentos, dos muitos lugares por onde podem estar vagando, e trazê-los de volta para a tarefa atual. Quando percebemos o que estamos sentindo mais além da tentativa de nos distrair, muitas vezes encontramos ansiedade ou desconforto. Se pudéssemos apenas sentir essa sensação, não teríamos de nos esconder disso e entrar no ciclo de procrastinação que nos leva a sentir mais ansiedade e desconforto.

Lembre-se do princípio do *dampa sum*: bom no começo, bom no meio, bom no final. A atenção plena é uma boa intenção para se ter, uma habilidade útil para praticar, e traz muitos benefícios. Não seja duro demais consigo mesmo se a leitura deste capítulo não resultou da noite para o dia numa percepção consciente e sem julgamentos de seus sentimentos difíceis ou de sua atenção errante. Além de nos ajudar a entender melhor nossas emoções e a nos focar com intenção, a atenção plena também tem uma relação recíproca com o propósito, que vamos discutir no próximo capítulo. Ter uma atenção plena ajuda você a conhecer seu propósito, e isso pode se tornar uma âncora em sua prática da atenção plena.

3

Sobre o Propósito (com P maiúsculo)

Quem tem um "por que" viver consegue suportar quase qualquer "como".

— Viktor Frankl, *O homem em busca de sentido*

A sede da Brookline fica na esquina de duas ruas residenciais tranquilas, numa encantadora casa vitoriana pintada de cinza com destaques amarelos, repleta de toques acolhedores incluídos pelo arquiteto profissional que morou aqui durante décadas. A luz entra pelo alpendre atrás do meu lugar na mesa de jantar. Somos quatro: Michael "Misha" Kraus, arquiteto e sobrevivente do Holocausto; ao lado, a esposa dele, Ilana, uma médica e avó descolada; Michael Grodin, do Boston Center for Refugee Health and Human Rights, pioneiro no campo de resiliência e também conhecido como dr. G; e eu. Eu tinha 32 anos na época e fazia estágio com o dr. G; Misha e Illana tinham 80 e pouco; o dr. G estava a meio caminho entre nós.

Misha estava nos contando como tinha sido dirigir o jornal *Kamarad* na então Tchecoslováquia, quando adolescente. Era incomum que meninos entre 12 e 14 anos escrevessem para uma publicação, muito menos que dirigissem uma empresa dessas, mas essas eram as circunstâncias no campo de concentração de Terezín. Nesse momento, Misha colocou alguns exemplares de *Kamarad* sobre a toalha de mesa branca para nos mostrar (os originais que sobreviveram estão arquivados em Israel). Eu não conseguia ler os artigos, pois estavam escritos em tcheco, mas Misha explicou que a maioria deles era ficção, histórias intrincadas passadas no Velho Oeste, o mais distante possível da Tchecoslováquia no início da década 1940 que seus autores podiam imaginar. Havia uma série de quadrinhos sobre um piloto de carro de corrida e uma coluna sobre futebol. Misha falou com uma combinação de orgulho, reverência e tristeza sobre como os artigos tinham servido de válvula de escape para os leitores e também para os escritores. As ilustrações fortes e coloridas falavam por si mesmas.

Os textos eram de ficção, mas o projeto e seus problemas – conseguir materiais (o papel era especialmente escasso) e escrever em condições tumultuadas, barulhentas e muito perigosas – eram reais. Para a equipe de colaboradores, o propósito para fazer isso também era real: o ato de trabalhar na publicação oferecia a eles algo mais do que meramente sobreviver, se sobrevivessem; algo melhor do que sofrer enquanto sofriam; algo deles que viveria depois deles, se morressem.

Quando o conheci, sete décadas depois, Misha ainda trabalhava todos os dias, agora como arquiteto (diretor emérito) num dos escritórios mais antigos de Boston. Ele disse que o circuito de palestras de sobreviventes nunca combinara muito com ele. Falar sobre suas experiências durante a guerra era algo que o agitava e talvez até o traumatizasse novamente, embora reconhecesse que era diferente para outras pessoas. De sua parte, ele estava ansioso para que a história do *Kamarad* e sua mensagem de propósito fossem divulgadas para o mundo. Ele queria que entendêssemos que significado não é um luxo para as pessoas de sorte, seguras, bem alimentadas, bem pagas, vivendo com conforto e não ocupadas demais, com nada de mais urgente para se preocupar. Nem é uma medalha para pessoas excepcionais, nem um prêmio de consolação para tempos difíceis. Significado é uma necessidade humana e uma escolha, ou um conjunto de escolhas, que todos podem fazer em qualquer circunstância, a qualquer momento. Literal ou figurativamente, dependendo da situação, o propósito é uma questão de vida e morte. Como seu colega sobrevivente, Victor Frankl escreveu em *O homem em busca de sentido* que "a vida nunca se torna insuportável pelas circunstâncias, mas apenas pela falta de significado e propósito".

O propósito é algo que fazemos, algo que criamos, não algo que compramos, herdamos, alcançamos ou obtemos de alguma maneira. O propósito intensifica nossa capacidade de causar o maior impacto no trabalho que fazemos e de nos conectar com outras pessoas em outras culturas e contextos, por mais impotentes ou solitários que possamos nos sentir. Nós somos energizados, motivados e expandidos pelo senso de propósito.

O propósito pode ser qualquer direção em que estamos indo com algum grau de intenção, mas nem toda direção deveria ser chamada de propósito com *P* maiúsculo. Provavelmente podemos todos concordar que ir a uma loja de conveniência para tomar um refrigerante, mesmo que estejamos com muita sede num dia muito quente, não se qualifica como um propósito. Estou interessada no tipo de propósito com *P* maiúsculo, ou seja, uma meta sólida de amplo alcance, algo pessoalmente significativo e autotranscendente que, idealmente, aparece em nossa vida cotidiana. O propósito tem impacto apenas se você sinceramente se importa com ele; daí a parte do "pessoalmente significativo". Se eu assumir o propósito do meu marido ou de um colega porque ele soa bem ou porque ele pensa que eu devo assumi-lo, não vou me beneficiar da clareza de orientação e do senso de realização que um propósito autêntico oferece. O propósito dá contexto para nossa vida; ele oferece uma perspectiva que inclui mais do que nossas prioridades e problemas, desejos e necessidades individuais, que nos tira de nossas tendências míopes e nos conecta com o mundo que nos rodeia.

O propósito tende a não aparecer nas listas de afazeres das pessoas, pois essas listas geralmente estão lotadas de tarefas práticas. Você não vê muitas vezes "comprar leite, pôr água nas plantas, olhar os e-mails e tornar o mundo um lugar melhor" num post-it na geladeira. Nós podemos pensar de passagem sobre o propósito, ou o assunto pode vir à tona numa conversa mais profunda com um amigo, mas com muita frequência tendemos a ver o propósito como um sonho ou uma meta "irrealista" que tínhamos aos 20 anos, não como algo relevante e aplicável em nossa vida real, cotidiana. Quem tem tempo para questões existenciais? Temos de levar o filho ao médico, ir à academia, fazer supermercado, trabalhar. Podemos esperar tranquila e cegamente que todas as nossas tarefas e negócios constituam algo maior do que a soma de suas partes, mas temos medo de que isso não aconteça. Muitas vezes, não podemos perceber a conexão entre o quadro mais amplo e os detalhes, ou simplesmente não temos tempo para parar, respirar e nos questionar.[*]

O propósito torna o seu trabalho mais satisfatório

Na Escola de Administração de Yale, todos os alunos de MBA cursam uma disciplina sobre propósito no trabalho. Como a dra. Amy Wrzesniewski é a professora, esse curso é tão amado quanto obrigatório, provavelmente graças à sua combinação especial de afeto e clareza que deixa à vontade os alunos ansiosos de MBA. A questão central da pesquisa de Wrzesniewski,[1] em que o curso de baseia, é: o que torna o trabalho gratificante? Considerando duas pessoas na mesma posição, por que uma pessoa acha o trabalho mais satisfatório do que a outra? Ou, para fazer uma pergunta que Wrzesniewski fez em seu estudo, quando as pessoas recebem o mesmo resumo de um parágrafo sobre o trabalho de uma pessoa que não conhecem, por que cada pessoa

---

[*] Aqui estão alguns argumentos a favor e contra as listas de afazeres: www.leahweissphd.com/todo.

oferece uma interpretação muito diferente do trabalho do estranho? Se o trabalho do "sr. A" for descrito como "basicamente uma necessidade vital, muito parecida com dormir ou respirar", você diria que o trabalho é muito importante para ele ou diria que é um "emprego" sem inspiração que ele faz sem pensar muito? Quais fatores são responsáveis pela diferença?

As respostas de Wrzesniewski a esses tipos de perguntas contribuem para um conjunto crescente de evidências de que a disposição e os traços de personalidade individuais têm implicações reais no modo como experimentamos nosso trabalho. Um trabalho em si mesmo não é nem maravilhoso nem terrível, pois a experiência que temos ao fazer um trabalho depende em grande medida do que levamos a ele. Ela descobriu que quase todos nós vemos nosso trabalho como um "emprego", uma maneira de ganhar dinheiro. Alguns de nós temos uma "carreira" e nos concentramos no progresso no decorrer do tempo. Outros entendem seu trabalho como um "chamado", ou seja, algo socialmente valioso mesmo que as tarefas envolvidas nem sempre sejam agradáveis.

A minha opinião é que, ao longo de um ano, um mês ou um dia, podemos ter várias dessas atitudes. E dar atenção a isso pode nos ajudar a perceber quando estamos com uma atitude que é menos alinhada com o nosso propósito. Não quero dizer que um emprego não seja um propósito em si mesmo. Se um emprego nos permite comprar alimentos para a família e oferecer um local confortável para descansar à noite, estamos concretizando um propósito. Mesmo assim, podemos nos beneficiar ao nos tornar conscientes de como pensamos sobre nosso trabalho e decidir se esse tipo de vida funciona para nós.

Segundo Wrzesniewski, as pessoas que consideram seu trabalho uma vocação tendem a se sentir mais satisfeitas com o modo como ganham a vida do que aquelas que pensam no trabalho "apenas" como um emprego. Isso pode não ser surpreendente, mas é surpreendente que a diferença nessas percepções não seja simplesmente uma função do tipo de trabalho que fazemos ou do papel que temos dentro de uma organização. Significado e satisfação não são sentar-se na suíte executiva, fora do alcance de todos, exceto os maiorais, e uma vocação não está embutida em nenhum setor. Wrzesniewski pesquisou com associados administrativos, médicos, enfermeiras, zeladores de hospital, bibliotecários, programadores de computação, funcionários administrativos e tratadores de zoológicos. Quando lhes pediu para descrever o trabalho que faziam, esses empregados usaram uma das três categorias: emprego, carreira ou vocação.

Por exemplo, num dos grupos, Wrzesniewski reuniu associados administrativos com idade, salário e nível de educação comparáveis. Nove disseram que tinham "emprego", sete achavam que tinham uma "carreira" e oito descreveram o trabalho como uma "vocação". As diferenças relacionadas ao grau de satisfação experimentado por eles eram reais e mensuráveis. Os trabalhadores com "carreiras" permaneciam em seus cargos por mais tempo do que seus colegas com "empregos", e aqueles com "vocação" perdiam menos dias de trabalho.

Os faxineiros de hospital constituem outro exemplo interessante. Muitas pessoas usam "faxineiro" como abreviatura do emprego básico, a essência de um "trabalho de merda" que alguém tem de fazer. Quando Wrzesniewski estudou as orientações dos faxineiros de hospital, porém, descobriu visões extremamente diferentes entre pessoas ocupando exatamente a mesma função. Alguns faxineiros se sentiam uma parte essencial da recuperação do paciente e buscavam maneiras de tornar seu trabalho um apoio para a cura dos acamados, modificando o tipo e o horário de sua limpeza para atender às necessidades dos pacientes e conversar com eles, enquanto trabalhavam. Alguns faxineiros até permaneciam em contato com os pacientes depois da alta. Esses são exemplos do que os estudiosos chamam de "comportamento além da função": fazer coisas que estão além das obrigações explícitas do cargo. Essa habilidade de encontrar ações viáveis e significativas que inserem propósito no trabalho é crucial para personalizá-lo e alinhá-lo com os nossos valores.

O ponto essencial desses estudos não é dizer que os faxineiros e outros que ocupam cargos de baixo salário deveriam ter uma atitude positiva. Mas é isso que muitos fazem, e seu exemplo é algo com que todos nós podemos aprender. Também nós podemos levar propósito ao nosso trabalho, por mais horrível que o emprego possa parecer. Podemos começar a fazer isso imediatamente. Não temos de esperar que o trabalho se torne significativo depois de alguma promoção ou mudança de carreira. Não precisamos ficar desesperados se isso nunca acontecer. Podemos colocar o coração naquilo que estamos fazendo neste momento.

As pesquisas mostram que existem benefícios reais e mensuráveis de ter um senso de propósito no trabalho. No HopeLab, realizamos um estudo dos benefícios físicos e mentais do propósito. Steve Cole, professor de medicina, psiquiatria e ciências biocomportamentais na Faculdade de Medicina da UCLA e especialista em genômica social (as maneiras como nosso ambiente e comportamento afetam a expressão de nossos genes),[2] foi encarregado do estudo. A equipe de Cole descobriu que os benefícios de ter um senso de propósito no ambiente de trabalho incluíam:

- identificação ocupacional (em que medida nos definimos em termos do trabalho que fazemos);
- sensação de pertencimento e comunidade com os colegas;
- o sentimento de que o trabalho tem propósito e é importante para a sociedade;
- um senso de importância ocupacional graças ao alinhamento de valores;
- um senso de propósito em direção a algo maior do que si mesmo; e
- tarefas triviais e desagradáveis ganham mais significado e importância.

Esse sentido maior de significado na vida estava associado com:

- mais satisfação na vida;
- maior bem-estar psicológico;
- mais afetos positivos;
- laços emocionais maiores com os outros (conexão);
- menos perturbações psicológicas;
- menos afetos negativos; e
- menos sintomas de ansiedade e depressão.

Do mesmo modo como esses benefícios afetam a qualidade da vida cotidiana, os passos que damos na direção de nosso propósito são progressivos e cotidianos. O guru Rinpoche, um mestre tibetano do século VIII que levou o budismo da Índia para o Tibete, disse certa vez que deveríamos passar pela vida "com nossa visão tão alta quanto o céu e nossas ações tão meticulosas quanto o *tsampa* finamente moído [farinha de centeio, um alimento básico na dieta tibetana]". Esta, para mim, é uma distinção importante a ser feita sobre o propósito com *P* maiúsculo. Não importa quanto nossa meta seja elevada, não podemos nos esquecer de manter nossas ações enraizadas no chão. Isso não tem a ver com uma cruzada moral. Tem a ver com o cotidiano. O propósito abarca nossa lista de afazeres, nossos telefonemas, e-mails e trajetos. Aplicar o propósito dessa maneira é na verdade muito mais desleixado do que embarcar numa cruzada moral, e por isso é um caminho espiritual que exige sabedoria. Ser sentimental ou aplicar abertamente um "*P* maiúsculo" ao seu propósito não é sustentável no longo prazo, o que pode nos sabotar, porque não podemos viver assim 100% do tempo. A vida é mais complicada do que isso.

FAÇA ISTO: DEFINA SEU PROPÓSITO

Defina seu propósito

Entender o que nos impele e nos motiva torna possível investir nas coisas que nos ajudam a viver nosso propósito. Quando não temos certeza de qual é o nosso propósito, podemos começar a defini-lo fazendo ao mesmo tempo uma avaliação "de cima para baixo" e de "baixo para cima". Uma avaliação de cima para baixo é aquela em que você examina primeiro o quadro geral. Com uma avaliação de baixo para cima, então, você examina atividades, observações, trocas pequenas e separadas, em outras palavras, as partes que criam o quadro geral.

Avaliação de cima para baixo:
- Faça uma lista de seus cinco a dez valores principais.
- Avalie seu trabalho e sua agenda pessoal. Primeiro, examine se o modo como gasta seu tempo representa uma expressão precisa de seus valores. Por exemplo, se doar é importante para você, você tem tempo na agenda para ser voluntário ou doar de outras maneiras que lhe sejam significativas? A seguir, faça uma anotação perto de cada atividade em sua agenda, indicando se isso energiza ou esgota você. Finalmente, olhando holisticamente para o seu tempo, observe quanto é gasto em atividades revigorantes e quanto é gasto em coisas desgastantes.
- Examine o que importa para você. Se só anotou valores que se aplicam a um contexto de trabalho, amplie a lista para incluir sua família, a comunidade e seu sistema de crenças espirituais.
- Pergunte a pessoas em quem confia com que elas acham que você se importa e o que lhe dá energia e empolgação.
- Identifique lacunas entre o que faz você agir e suas ações atuais. Por exemplo, existem valores com que você se importa profundamente e aos quais não dedica nenhum tempo? O que você poderia fazer de um jeito diferente para dedicar mais tempo ou atenção às coisas que importam?

Sobre o Propósito (com P maiúsculo)

Avaliação de baixo para cima:

- Mantenha um diário por algum tempo; talvez uma semana, no começo. Durante esse tempo, anote quais atividades, observações e trocas esgotam você e quais fazem você se sentir bem.
- Defina um lembrete na agenda para revisar seu diário. Quando fizer isso, procure padrões: consegue identificar insights ou fazer generalizações sobre relacionamentos de causa e efeito?
- Faça uma lista das pessoas que você admira e registre traços delas que você valoriza. Pergunte a si mesmo se também tem alguns desses traços e, se não, pense por que não.

Depois de completar as duas avaliações para identificar seu propósito, anote qualquer revelação que tenha tido. O que o exercício revelou? Quais lacunas entre seu propósito e suas ações você quer abordar? Se quiser, também pode usar suas observações para fundamentar sua declaração de missão pessoal (ver p. 43 – **Faça isto: crie uma declaração de missão**).

O propósito nos torna mais saudáveis

A pesquisa do professor Steve Cole investiga as vias biológicas pelas quais os ambientes sociais, incluindo experiências e comportamentos, influenciam a expressão de genes pelo DNA de vírus, células de câncer e células imunes. Cole é uma pessoa profundamente prática; ele realiza mais em uma semana de trabalho do que muitos de nós nos orgulharíamos de fazer em seis meses. Tem sido um parceiro de ideias e um consultor para mim já há muitos anos, enquanto tento entender as pesquisas com o propósito e aplicá-las ao trabalho que faço com empresas, com alunos de MBA, com pais e com veteranos com transtorno de estresse pós-traumático.

Em meados de setembro de 2015, visitei Steve na UCLA. O escritório dele fica num prédio com estilo dos anos 1970. Depois de dividir a subida de elevador com um tanque gigante de algo rotulado como "Risco Biológico", fui abrindo caminho através de um labirinto até o escritório dele, uma pequena sala com uma janela enorme que dava para os cânions de Los Angeles. Steve me disse que esse é o motivo pelo qual ele não se mudou para o novo prédio, a alguns quarteirões de distância. O laboratório é repleto do chão ao teto com equipamentos caros e de aparência séria. Prometi não tocar em nada enquanto ele me mostrava o lugar e me falava sobre o seu trabalho.

Uma das áreas favoritas de Steve na pesquisa da expressão genética explora o impacto biológico do propósito. Ele o chama de "biologia positiva". Depois de anos estudando as mudanças no perfil da expressão genética associadas com aquilo que nos mata e como não viver, ele decidiu voltar sua atenção para o que deveríamos fazer. Perguntas feitas há milênios sobre a natureza de uma boa vida e o significado verdadeiro da felicidade não são apenas filosóficas, como Steve percebeu, mas fisiológicas. Ele procurou respostas diretamente, como diz, "pesquisando a opinião do genoma humano".

Há milhares de anos, as pessoas vêm debatendo se a felicidade é mais bem buscada ao procurar o máximo de experiências agradáveis possíveis (ocupando nosso tempo com coisas que gostamos de fazer e nos rodeando de pessoas de quem gostamos) ou ao buscar um significado que seja maior do que nós. A primeira perspectiva é conhecida como "atitude hedonista". A segunda perspectiva (de que a felicidade genuína não é derivada apenas de breves experiências agradáveis, ou de uma "euforia momentânea") é a felicidade eudaimônica, endossada por Aristóteles, entre outros. Steve retomou esse debate filosófico antigo e transformou-o numa questão de pesquisa para determinar por meio do estudo dos genes humanos qual dessas duas atitudes nos liberta do "caldo molecular da morte".

Em um estudo, Steve e a dra. Barbara Fredrickson, uma pesquisadora em psicologia na Universidade da Carolina do Norte e pioneira no campo da psicologia positiva, reuniram uma amostra de 80 pessoas segundo sua atitude hedônica ou eudaimônica na busca da felicidade.

Além de avaliar a depressão e outras métricas psicológicas, os pesquisadores tiraram amostras de sangue de cada participante e analisaram 22 mil genes para verificar se algum perfil molecular se correlacionava com uma dessas duas maneiras distintas de ser no mundo.[3]

Em termos científicos, no que diz respeito aos relatórios subjetivos de medidas psicológicas preenchidos pelos participantes, os resultados entre os dois grupos não eram significativamente diferentes. Um alto nível de bem-estar hedônico funciona em nossa experiência subjetiva para evitar que nos sintamos infelizes ou deprimidos. Porém, objetivamente, conforme sua medida no nível celular, a expressão genética entre os dois grupos era marcadamente diferente. Steve e seus colegas concluíram que viver com um propósito eudaimônico tem benefícios para a saúde que a felicidade hedonista não oferece, especificamente, menos inflamações e mais fatores antivirais e anticorpos, que são associados a uma incidência mais baixa de doenças cardíacas, câncer e outras doenças crônicas. (Esse estudo foi replicado depois, com resultados similares.)

Todo mundo quer ser feliz, mas apenas satisfazer as necessidades emocionais não se qualifica como um propósito com *P* maiúsculo. E a pesquisa de Steve sugere que deixar de considerar as necessidades dos outros em sua busca da felicidade pode ter um impacto no nível celular. A satisfação que vai além da autogratificação não só é melhor para o mundo como é melhor para a nossa saúde individual.

Outros estudos oferecem evidências convincentes de que ter um forte senso de propósito beneficia nossa saúde física e mental de diversas maneiras. Samuel Cohen, da Universidade de Cambridge, realizou uma revisão[4] de dez estudos envolvendo 136 mil pessoas e descobriu que aquelas que têm um reduzido senso de propósito eram "mais propensas a ter um AVC, um ataque cardíaco ou uma arterial coronariana que exigisse um *stent* ou uma cirurgia de ponte de safena". O senso de propósito também está associado a níveis mais baixos e mais estáveis de cortisol, a uma proporção mais baixa entre cintura e quadril, a menos peso corporal, ao início mais rápido e a uma duração mais longa do sono REM, a uma resposta aumentada de anticorpos a vacinas contra gripe, a respostas emocionais reduzidas perante estímulos negativos, e a um risco mais baixo de mortalidade, incapacidade e mal de Alzheimer.

Reconhecendo o impacto do propósito em nossa vida, os pesquisadores estão cada vez mais interessados em avaliar como ter um senso de propósito no ambiente de trabalho afeta nosso bem-estar. Alia Crum, de Stanford, e Ellen Langer, de Harvard,[5] são duas psicólogas que investigam como nossa saúde é afetada por nossa perspectiva no trabalho. Um dos estudos da dupla envolveu 84 mulheres trabalhando em período integral como camareiras em sete hotéis diferentes. Disseram às mulheres que estavam participando de um estudo relacionado a melhorar a saúde e a felicidade dos funcionários de hotel e, depois, elas eram designadas a um de dois grupos. A um grupo, antes de as pesquisadoras coletarem os dados, disseram que seu trabalho de limpeza dos quartos era um bom exercício que mais do que satisfazia as recomendações do Ministério de Saúde para um estilo de vida ativo. O outro grupo recebia essa informação depois de os dados serem coletados.

O comportamento das mulheres no grupo "antes" não mudou nas quatro semanas do estudo, mas todas as suas medidas fisiológicas (incluindo peso, índice de massa corporal, proporção cintura-quadril e pressão sanguínea) mostraram melhoras significativas em comparação com as do grupo "depois", que não mostraram melhora. As pesquisadoras chegaram à conclusão de que simplesmente pensar sobre o seu trabalho de uma maneira mais positiva pode afetar favoravelmente a sua saúde.

Como vimos, um ambiente de trabalho tóxico é ruim para sua saúde física e mental, mas a atenção plena, que ajuda você a cultivar uma percepção consciente de seu propósito, pode aliviar alguns desses perigos. O propósito não só faz você se sentir mais realizado, como também desintoxica efetivamente o ambiente de trabalho.

CRIAR UMA VOCAÇÃO

O modo como pensamos sobre nossas tarefas diárias pode mudar nosso relacionamento com o trabalho. Portanto, ao mudar de perspectiva, podemos construir um maior senso de propósito sem realmente mudar o que fazemos. Experimente o seguinte:

1. Escolha uma próxima tarefa em sua agenda, por exemplo, participar de uma reunião, fazer uma apresentação ou preencher um relatório de despesas.

2. Pense sobre a tarefa, primeiro como parte do emprego; depois, como uma carreira; e, por fim, como uma vocação. Faça anotações mentais ou no papel para cada um desses diferentes estados.

3. Reflita sobre como fica sua atitude diante da tarefa quando pensa nela como uma obrigação do emprego *versus* algo que você faz como parte de uma vocação. Sua motivação muda? Você sente uma mudança na disposição ou, talvez, mais ou menos medo?

4. Pratique fazer isso com uma amostra mais ampla de suas tarefas. Pegue um dia inteiro e mude seu contexto, pensando nas atividades como uma vocação. Preste atenção em como uma mudança de perspectiva afeta seu senso de alegria e propósito.

O propósito ajuda você a superar obstáculos

Além de tornar nossas células mais saudáveis e nosso emprego mais gratificante, o senso de propósito também pode nos ajudar a superar obstáculos, um beneficio que obviamente faz diferença no trabalho. O psicólogo social Anthony Burrow,[6] da Universidade Cornell, estuda a utilidade do propósito e o modo como ele afeta o comportamento. Sua pesquisa mais recente examina o que motiva os alunos a subir uma colina íngreme no meio do campus, chamada Slope (ladeira). Ele realizou estudos similares, usando ladeiras virtuais, para ver se os cálculos mentais envolvidos na subida de uma colina são influenciados pelo propósito no mundo virtual e no mundo real. O objetivo do experimento era identificar a correlação entre o senso de propósito de um aluno e o grau de dificuldade que atribuía à atividade, para entender por que alguns alunos subiam a Slope, enquanto outros não.

Depois de subir a colina, os participantes do estudo foram recebidos no alto por um pesquisador que lhes pediu que estimassem o aclive da encosta e o esforço necessário para subir. Os participantes que refletiam sobre seu propósito mais amplo na vida antes de subir a colina estimavam que o aclive e o esforço para subir eram menores do que se tivessem de escrever sobre um objetivo de curto prazo, algo que desejavam realizar naquele dia. Aqueles que tinham refletido sobre um assunto neutro, em vez de seu propósito de vida ou um objetivo de curto prazo, estimaram que a colina era mais íngreme e o esforço para subir, maior. Os alunos com um senso de propósito mais elevado, portanto, embora não tivessem ilusões quanto ao tamanho da colina, percebiam o esforço de um modo diferente e a dificuldade da tarefa não inibia sua disposição para subir. Os participantes para quem o esforço era mais significativo também estimaram que o aclive da colina era mais íngreme.

O elemento pioneiro nesse estudo foi que, no caso dos sujeitos com um propósito disposicional mais elevado (que se percebiam como pessoas com muito propósito) ou a quem foi pedido que refletissem brevemente sobre seu propósito, a ligação entre o esforço e a estimativa aumentada do aclive foi menor. Eles ainda viam a ladeira como um desafio, mas eram mais precisos ao avaliar o tamanho do desafio do que as pessoas com menos propósito, que superestimaram o tamanho do aclive.

Não é tão surpreendente que os alunos que não tinham um forte senso de propósito tenham superestimado o tamanho da colina. O resultado mais interessante, para mim, é que uma meta de curto prazo também não funcionou. O fator mais importante para não superestimar o tamanho da colina era se os alunos viam o esforço como parte de um contexto mais amplo, de uma jornada no longo prazo.

Se aplicarmos esses resultados ao ambiente de trabalho, isso poderia indicar que os objetivos de curto prazo podem não ser o bastante para motivar os empregados a avaliar o tamanho de uma tarefa difícil. Os pontos principais? Se quisermos entender o que estamos tentando fazer (um fator crucial para ser capaz de fazê-lo), devemos encontrar maneiras de ter em mente nosso propósito maior e nossa visão.

Burrow acredita que o propósito está envolvido nas coisas cotidianas que fazemos, nas oportunidades que aproveitamos e promovem nossos objetivos, e nos compromissos que evitamos porque não nos ajudam a atingir esses objetivos. Por meio do trabalho de Burrow, a realidade física da Slope tornou-se uma clara metáfora para os obstáculos mentais, em perfeita correspondência com o pensamento atual da psicologia (para não falar dos milhares de anos da perspectiva budista) de que o sofrimento não é objetivo, mas sim que depende de como contextualizamos nossas circunstâncias. Na maior parte do tempo, o que dizemos sobre nossas experiências é responsável por tornar nossos problemas mais difíceis do que precisam ser. Como diz Burrow, "o que levamos ao mundo afeta nossa percepção" do mundo.[7]

Isso não significa que o sofrimento é relativo no sentido de que você tem sorte se tiver um emprego ou se for capaz de ganhar a vida. Tem mais a ver com recontextualizar o que é o sofrimento, tendo seu propósito em mente. Se seu sofrimento parece sem sentido, então provavelmente você não está no emprego certo.

A clareza que o propósito fornece é parte de seu poder. O propósito nos permite mudar nossa perspectiva de modo a podermos enxergar um significado mais amplo para nossa vida, o que nos ajuda a priorizar impulsos, desejos e escolhas conflitantes. O propósito nos dá motivação e força de vontade para implantar nossas metas.

Às vezes, a ideia do propósito como uma força orientadora em nossa vida é criticada como um problema para poucos privilegiados. A hierarquia de necessidades[8] de Abraham Maslow, uma teoria popular desde a década de 1940, sugere que significado e "autorrealização" (como ele dizia) são irrelevantes até que nossas outras necessidades básicas, como alimento, roupas, abrigo e segurança, sejam satisfeitas. O problema de teorias como essas é que, embora não haja como negar a importância das necessidades básicas, a vida é mais complexa do que marcar uma série de quadrinhos. Na realidade, há exemplos abundantes de pessoas com um forte senso de propósito apesar de, ou mesmo por causa de, circunstâncias socioeconômicas adversas: sobreviventes do Holocausto, como Misha Kraus e Viktor Frankl; os apoiadores de Mahatma Gandhi, Nelson Mandela, Martin Luther King Jr., e assim por diante. A história da religião pode ser vista como um exemplo massivo de pessoas com poucos recursos que buscam significado maior do que si mesmos por meio da comunidade, da natureza e do divino (e também das pessoas de maiores recursos que servem a seus próprios interesses e exploram e oprimem os outros, é claro, mas os dois âmbitos não são mutuamente exclusivos). Dado o relacionamento positivo demonstrado por Burrow e muitos outros entre propósito, motivação e resiliência, um senso de propósito deve ser pelo menos tão importante, se não mais importante, para as pessoas que enfrentam adversidades, como a pobreza ou a guerra.

As pesquisas apoiam minha impressão. Kendall Cotton Bronk,[9] outra líder no campo do propósito, encontrou evidências do senso de propósito entre jovens no Colorado que haviam sido anteriormente moradores de rua e/ou haviam tido problemas com a lei. Seu propósito tinha um som próprio, diferente das ideias de pessoas com nível educacional mais elevado e mais dinheiro, mas nem por isso era menos tocante: "Ser um exemplo porque eu vim de um lugar em que as pessoas não esperariam nada de mim, e quero provar que elas estavam erradas e mostrar que eu posso ser deste jeito" e "Nós podemos ser boas pessoas".

Os benefícios do propósito para a saúde, a satisfação e a resiliência são significativos para nós individualmente, mas o propósito tem implicações interpessoais também, como veremos nos próximos capítulos. O propósito nos torna melhores colegas de trabalho e, como os alunos de administração de Wrzesniewski (e os meus) descobriram, líderes melhores. Em nossa história como seres humanos, reconhecemos há muito tempo o poder do propósito, e a religião tem sido o lugar para alcançá-lo. Hoje, sendo uma cultura em que as pessoas passam mais horas no trabalho do que em casa (e certamente mais do que passamos nos locais de culto), podemos tomar emprestadas algumas técnicas das tradições contemplativas para introduzir um propósito no trabalho que fazemos.

Decifrando seu propósito

Poucos ambientes de trabalho aproveitam o poder do propósito mais efetivamente do que os militares. Luke, um de meus alunos de pós-graduação em Stanford que têm uma carreira, é tenente do exército e cresceu numa família com muitas gerações de serviço militar. Ele me falou de uma metáfora que seu pai, o general Robert Van Antwerp, reservista do Corpo de Engenheiros do Exército, e que agora trabalha como consultor de liderança, usa para transmitir a importância de propósito: um quebra-cabeças.

A metáfora do quebra-cabeças para a vida não é exatamente incomum, mas a ênfase de Van Antwerp na caixa em que vem o quebra-cabeças proporcionou para mim uma nova perspectiva. Luke cresceu montando quebra-cabeças com sua família, inclusive com o pai, o general, e seu irmão, que também é oficial do exército. Conforme os garotos cresciam, o pai escondia a tampa da caixa e desafiava os filhos a montar o quebra-cabeças sem essa referência. Nós precisamos olhar a imagem na tampa da caixa, diz Luke. Passamos muito tempo olhando para as peças, é claro, e muito tempo tentando encaixá-las desta ou daquela maneira, mas é a imagem na tampa da caixa que nos guia. Esse

96   O trabalho como deve ser

é o nosso quadro mais amplo, o significado da nossa vida, nosso propósito. A fim de terminar o quebra-cabeças, precisamos da referência daquela tampa com mais frequência do que esperaríamos.

Tal como nosso propósito na vida, assim é nosso propósito no trabalho, porque são a mesma coisa. A monja budista Pema Chödrön escreveu certa vez: "Não há interrupções".[10] Em outras palavras, sua vida é a sua vida, e todas as peças são parte do quadro mais amplo. Ser parado em seu caminho do trabalho para casa, chorar na copa porque teve uma briga feia com seu parceiro na noite anterior, acompanhar a morte de um animal de estimação quando você está tentando cumprir um prazo, sair em licença para ter um bebê, ter de trabalhar no dia de Natal – tudo isso é vida. Quando queremos encontrar um "equilíbrio entre trabalho e vida", acabamos colocando um contra o outro: o trabalho interrompe a vida ou a vida interrompe o trabalho, mas de qualquer modo nós nos sentimos ressentidos e em apuros. De uma perspectiva diferente e mais ampla, pode haver espaço para ambos.

Todos nós compartilhamos essa necessidade de ver o quadro maior da nossa vida e, por meio de nossas respectivas imagens, podemos parecer diferentes devido a diferenças em nossas circunstâncias, valores e experiências, mas o processo de montar o quebra-cabeças é fundamentalmente o mesmo. De maneira semelhante, os métodos testados pela ciência (recentemente) e pelas tradições de sabedoria (por milhares de anos) são úteis, seja qual for a aparência de seu quadro mais amplo. Como o trabalho é uma parte tão grande do quebra-cabeças de todos nós, é importante considerar como e onde ele se encaixa na tampa da caixa. É importante perguntar a si mesmo se seu trabalho é parte desse quadro. Você consegue visualizar onde aquilo que tem na mão no momento, ou em qualquer momento, se encaixa no quadro mais amplo? Em outras palavras, menos metafóricas, realmente importa se você fizer isso que está fazendo? Em última análise, quando acorda de manhã ou quando, numa noite de domingo, você pensa no dia ou na semana de trabalho pela frente, acha mesmo que importa se você for trabalhar? Deveria importar. A probabilidade de importar aumenta muito se você acreditar que aquilo que faz com o seu tempo no trabalho faz sentido e vale a pena.

Como mãe de três crianças pequenas, eu me preocupo toda semana, ou todos os dias, com o fato de perder muitos momentos com eles. Ao chegar à escola, quando meu filho está gritando e se agarrando na minha perna, pedindo que eu não vá embora, preciso sentir que a troca vale a pena – para mim, para o mundo, para minha família, para ele. Por trás do debate sobre se e como "seguir adiante" e "ser proativa" está a questão de como é a sensação do tempo que passo longe de meus filhos e de como encontro sentido nesse tempo. A confiança em minha decisão de "seguir adiante", "ser proativa", "me endireitar" e "me sentir orgulhosa" vem mais do meu senso geral quanto à tampa da caixa do quebra-cabeças de que aquilo que estou fazendo é uma parte, por menor que seja, do meu quadro mais amplo, do meu propósito, do que do modo como divido as horas do meu dia. E é preciso prática para ser capaz de acessar esse propósito no momento, quando meu filho está gritando, ou mais tarde, quando eu me lembro disso durante o dia. Isso vale nos dois sentidos: às vezes, numa manhã de segunda-feira, depois de finais de semanas especialmente caóticas, eu saboreio a calma do escritório, ter tempo para ligar dois pensamentos, e me sinto levemente culpada por estar saboreando essa sensação. Além disso, a qualidade do meu tempo com meus filhos, especialmente quando não estão em seu melhor momento, depende da minha percepção consciente de que eles também estão no quadro mais amplo.

"Valer a pena" depende da pessoa e do dia. Para alguns, uma clara vantagem financeira advinda do nosso trabalho dá significado a nossos dias. Para outros, o significado está em pertencer: relacionamentos de trabalho e cultura são as razões para sair da cama. Talvez o significado de alguém esteja em participar de inovações ou ajudar pessoas em necessidade. Para muitos, se não para a maioria, é uma mistura de coisas. Por outro lado, nosso propósito pode ser o que está faltando, se estiver nublado ou se nunca tiver sido claro. De todo modo, mesmo aqueles que conheceram o prazer de um trabalho profundamente movido por um propósito podem perder esse sentimento delicioso (com os benefícios que o acompanham) em algum ponto do caminho. Talvez estejamos totalmente esgotados por causa do estresse agudo de um trabalho exigente ou dessensibilizados por causa do estresse mais difuso da vida diária em geral. Podemos estar tão preocupados com as tarefas e as exigências rotineiras, distraídos por hábitos como o vício em dispositivos eletrônicos, com o nariz nas listas de afazeres, que nem notamos como nos sentimos – ou, ao contrário, estamos tão presos a nossos sentimentos, bons ou ruins, que perdemos de vista o quadro mais amplo. Podemos ter nos afastado gradualmente de nosso propósito, um revés (ou um sucesso) por vez. Talvez estejamos desiludidos por nos esfolarmos tempo demais contra sistemas disfuncionais, ou nos sintamos desvalorizados ou ignorados. Ou podemos nos sentir sem propósito no trabalho, mas não nas outras partes da nossa vida e, com compartimentalização suficiente, paramos de notar a dor.

O oposto de "com propósito" é "sem propósito", e é assim que nos sentimos quando fazemos algo sem propósito: nós nos sentimos desligados em um ou mais sentidos da palavra, fora do curso, parados. É compreensível que, para lidar com o desconforto e o desapontamento (ou até a dor e o horror) de não ter propósito, nós nos desliguemos completamente. Nós podemos nos enterrar nas mídias sociais, assistir à TV sem parar, comer ou beber mais do que gostaríamos. No entanto, por mais perdido, empacado ou entorpecido que você se sinta, você não está impotente e pode retomar seu propósito. Como no caso do quebra-cabeças, comece pelas peças dos cantos.

Formule seu propósito

Como mencionei, existem duas abordagens para formular seu propósito: de cima para baixo e de baixo para cima.

Abordagem de cima para baixo

De cima para baixo, enunciamos nosso propósito (ou começamos, pelo menos) com base nas crenças conscientes que adotamos. Podemos começar com uma lista dos cinco valores principais da nossa vida, por exemplo, compaixão, autenticidade etc. Os estudos mostraram que formular nossos valores centrais amplia nossa resiliência e nos faz sentir menos esgotados depois de esforços que requerem força de vontade, como permanecer numa tarefa ou dizer "não" a uma rosquinha. Depois de ter formulado seus valores, pergunte a si mesmo se esses valores incluem o seu bem-estar, o bem-estar das pessoas próximas (em casa ou no trabalho), sua comunidade local, o mundo.

Essas questões podem aumentar sua percepção consciente de discrepâncias entre os seus valores declarados e o modo como você realmente gasta seu tempo. Isso é perfeitamente normal, nem é causa para alarme ou autoflagelação, mas sim uma ótima oportunidade para enxergar as lacunas e fazer escolhas sobre como responder. É disso que este livro vai tratar. Também incentivo a reflexão em conversas com pessoas que o conhecem bem e em quem você confia. Pergunte a eles o que notam sobre aquilo que você parece valorizar (uma das questões que peço que meus alunos façam em uma pesquisa que enviam a seus amigos e colegas é o que ele faz quando está no seu melhor), e veja se acrescentam algo a seu processo de pensamento. Em meu curso, peço que os alunos enviem questionários a amigos, colegas e parentes, perguntando o que observaram quando eles (os alunos) se mostram mais apaixonados ou têm um propósito. Eu também fiz esse exercício. Mais informalmente, recorro às recomendações do meu próprio conselho diretor pessoal de mentores e colegas.*

O propósito pode emergir de mais de uma maneira. A maioria dos especialistas promove ou a abordagem de cima para baixo (como no

---

* Dê uma olhada nesta lista de técnicas de treinamento do propósito: www.leahweissphd.com/purposetrainingtechniques.

exercício que acabei de descrever) ou a abordagem de baixo para cima (como nos exercícios a seguir), mas não ambas. Eu recomendo ir nas duas direções em nome da experimentação. De baixo para cima, nós escavamos em vez de formular. Deixamos a imagem emergir a partir de perguntas indiretas e de exercícios não verbais. Muitas vezes, nossos valores centrais são invisíveis para nós e não são reconhecidos por nossa consciência. Isso dificulta enunciá-los por meio de conceitos racionais e uma linguagem literal. Abordagens de baixo para cima acessam nossa experiência emocional e corporificada, além da nossa lógica, reconhecendo que em algum lugar, enterrado sob nossas rotinas e circunstâncias atuais, temos um senso daquilo que importa para nós e que é mais ou menos acessível. A abordagem de baixo para cima escava para encontrar a parte de nós que sabe o que nos importa. A abordagem de cima para baixo ajuda a mapear os interesses mais amplos em nossa vida e os trabalhos para as tarefas que precisamos fazer num dia determinado.

Abordagem de baixo para cima

Em vez de perguntar "Qual é o meu propósito?" e tentar responder diretamente, você pode preferir uma dessas abordagens de baixo para cima. Seja paciente consigo mesmo. As abordagens de baixo para cima podem exigir algum tempo e algumas voltas antes de você conseguir as respostas que está procurando.

Busque seu senso de propósito

Escolha um intervalo de tempo gerenciável, como uma semana, para dar atenção conforme você segue com suas obrigações, e note quando se sentir mais perto de seu propósito, observando o que está fazendo nessa hora. Anote essas associações num diário ou documento que você use para isso: o propósito. Você pode perguntar: como é a sensação do propósito? Pode ser uma sensação de vitalidade, quando fazer um esforço nos deixa com energia em vez de esgotados. Uma das minhas alunas de pós-graduação notou que estava "na beirinha da cadeira" numa palestra e percebeu que o conteúdo falava sobre aquilo com que ela mais se importava. O propósito também pode dar uma sensação de calma porque, quando estamos fazendo o trabalho básico tendo em mente o propósito mais elevado (quando uma peça do quebra-cabeças se encaixa), nossos críticos internos têm menos do que falar; nós paramos de ter dúvidas sobre o que estamos fazendo e simplesmente fazemos. Existe um sentimento tranquilo de alívio. Você pode notar um senso de orgulho – ou o famoso "fluxo",[11] de Mihaly Csikszentmihalyi, quando estamos tão absorvidos naquilo que estamos fazendo que isso parece acontecer sem esforço e nem sentimos o tempo passar. As pessoas o descrevem como a sensação de estar vivo. Quando você se sente, ou se sentiu, mais vivo?

No final da semana, ou do intervalo de tempo que você determinou, reveja suas anotações. Você enxerga algum padrão em seu senso de propósito? Ele tende a surgir com algumas categorias de coisas que você faz? Você consegue chegar a alguma generalização sobre seu propósito a partir de exemplos específicos durante esse intervalo?

Se precisar de mais tempo para que os padrões emerjam, você pode experimentar essa versão visual mais ampla de rastreamento na forma de uma "linha da vida". Desenhe os altos e os baixos de sua vida em uma linha, mapeando experiências de "pico" e de "vale", e procure padrões e temas entre elas para revelar o que o motiva e o que importa. Como você foi deste vale para aquele pico? Sua linha de vida pode ser mais ou menos detalhada e abrangente, cobrindo muitas áreas ou se concentrando em apenas uma, e abrangendo quantos anos quiser (adolescência, por exemplo), desde que seja o suficiente para incluir picos e vales, e contendo dados suficientes para que os padrões emerjam. (De todo modo, esse exercício contém uma suposição integrada que melhora a perspectiva: picos e vales são naturais, e estão presentes em todas as vidas humanas.)

Visualize seu propósito

No Treinamento de Cultivo da Compaixão em Stanford, algumas vezes fazemos uma visualização na primeira semana para ajudar os participantes a trazer à superfície seu propósito para fazer o curso: tente se imaginar num campo com um poço. Pegue uma pedra gravada com uma pergunta sobre suas intenções em algo que você faz (no trabalho ou em outra área da sua vida). Imagine que está jogando a pedra no poço e veja as respostas que vêm à tona em seu íntimo; podem não ser respostas completas, mas muitas pessoas têm se surpreendido com palavras e imagens que não lhes teriam ocorrido se alguém tivesse perguntado diretamente.

Espelhe seu propósito

Ou, então, pense nas pessoas que você admira e rastreie aquilo de que gosta nelas até que cheguem aos seus próprios valores. Tenzin Priyadarshi, do Centro Dalai Lama para Ética no MIT, usa figuras inspiradoras em seus treinamentos de liderança transformadora. Refletir sobre as qualidades inspiradoras de Desmond Tutu, Ruth Bader Ginsburg ou Beyoncé lançará uma luz sobre nós mesmos. Numa metáfora budista tradicional, a pessoa que admiramos funciona como um espelho para o nosso próprio eu. Você pode admirar alguém com quem trabalha. O que essa pessoa tem? Figuras inspiradoras não precisam ser perfeitas e você também não: a capacidade de passar com elegância pela confusão comum do escritório pode bastar. Só se concentre nas qualidades que você admira. (Se não puder pensar em alguém que admira no trabalho, isso pode lhe dizer alguma coisa.)

Meus alunos do curso de administração fazem esses exercícios de cima para baixo e de baixo para cima em casa e depois compartilham na aula o que aprenderam. Para lhe dar uma ideia de como esse processo acontece na vida real, aqui estão alguns exemplos das experiências deles:

Minha maior revelação foi o vale [quando desenhei minha linha de vida]. Os pontos da minha vida em que senti que estou claramente me afastando do meu propósito são aqueles em que tive de ocultar minhas motivações ou outras informações relevantes das pessoas com quem trabalho ou que dependem de mim. Isso me levou a pensar sobre meus valores de transparência e honestidade. Como parte do meu propósito na vida, pretendo ser o mais transparente e honesto que puder, especialmente com as pessoas com quem compartilho uma meta ou um objetivo comum. Acho que trabalhei na direção desse propósito nesta semana, mas na verdade tive bem poucas oportunidades para praticar isso.

Descobri que não gasto muito tempo tendo meu propósito em primeiro plano. Priorizo meus filhos, mas também me sinto pressionada a buscar coisas que não importam para mim. Nesta semana, assisti a uma palestra sobre diversidade na academia. Gosto da pesquisa sobre diversidade de gênero, e essas discussões se relacionam diretamente a assuntos que me apaixonam, mas eu quase nunca assisto para ter tempo para fazer meus trabalhos do curso. Felizmente, assisti e me percebi sentada na beira da cadeira na maior parte da palestra. Como encontro uma maneira de seguir esse propósito com mais intenção e determinação?

Não sei qual é o meu propósito. Na verdade, falhei completamente no exercício de classe e não me lembro dos sentimentos durante os altos e baixos da minha vida. Mas, como o escaravelho* sugeriu, se eu abordar o propósito a partir dos valores, posso conseguir me aproximar dele. Valorizo a empatia acima de tudo. Eu me derreto quando vejo um ato de gentileza e fervo quando vejo um ato de desrespeito por egoísmo.

Se a imagem que você tem de seu propósito não existe ou não está nada clara, dê-se tempo para tentar os exercícios desta seção, leia histórias em quadrinhos, durma bem e não entre em pânico se uma visão clara não se apresentar imediatamente. Vir a conhecer o seu propósito

---

* O "escaravelho" se refere a algo no romance gráfico de Vic Strecher que recomendo a meus alunos. Ele se chama *On Purpose*, e o recomendo também a você.

é, por si mesmo, um propósito totalmente respeitável. Propósito é algo contínuo e iterativo. É o processo de ver o que funciona e o que não funciona. Você sempre pode revisar seu propósito.

COMO SE SOLTAR

Quando nos sentimos "travados" criativamente, podemos estar sendo limitados por nossa própria perspectiva estreita. Estamos presos em nós mesmos. O antídoto budista tradicional para isso é a "prática da oferenda", que implica nos visualizarmos doando nossas posses, crédito ou status social para um símbolo do despertar ou da liberdade. Em termos mais práticos, se estou empacada na minha escrita, eu me lembro do meu propósito para escrever (ajudar as pessoas, preencher meu anseio de me comunicar) e aí ofereço o desafio para esse propósito mais amplo. Posso fazer isso mentalmente ou escrever sobre isso durante três minutos; a oferenda também pode assumir uma forma simbólica, física, como acender uma vela (se estiver trabalhando em casa) ou colocar um objeto significativo na frente de uma imagem que represente meu propósito mais elevado. Você pode colocar uma imagem em seu espaço de trabalho que represente seus objetivos mais elevados para aquele trabalho e deixar um pedaço de fruta ou de chocolate na frente dela. Em algum outro ponto do dia, você pode oferecer o doce para um colega, colocar na copa para que alguém o encontre como uma surpresa ou desfrutar dele com atenção plena.

Amplie seu propósito

Pode ser bom ter uma imagem da tampa da caixa do nosso quebra-cabeças, mas, considerando a complexidade de nossas vidas, como vamos além de identificar nosso propósito e cultivá-lo na nossa vida cotidiana, especialmente no trabalho? A resposta está em pegar o que sabemos sobre atenção plena e colocar isso em prática. Ao fazer esforços consistentes para esclarecer nossas intenções e alinhar atenção e ação com nosso propósito, mesmo durante tarefas mundanas, podemos manter um senso de propósito no primeiro plano de nossa vida.

Colocar o propósito em prática não exige grandes gestos. Você não precisa acolher refugiados em sua casa, nem precisa deixar seu emprego e se mudar para um *ashram*. Mas, porque um propósito mais elevado deve ser elevado, um quadro mais amplo do que cada um de nós isoladamente, ter e expressar um propósito é, por natureza, uma tarefa assustadora e potencialmente desnorteadora que pode nos fazer perguntar "e agora?" em vez de nos deixar inspirados. Nós pensamos que não podemos chegar tão alto e não sabemos como trazer nosso propósito para a realidade.

Um propósito mais elevado encontra primeiro a vida real em nossas intenções. Tendemos a subestimar o poder das intenções para afetar nossas ações quando, na verdade, as intenções são o primeiro passo crucial para viver nosso propósito. Não podemos começar a fechar a lacuna entre como as coisas são e como queremos que elas sejam se não soubermos como queremos que elas sejam. A verdade é que, se quisermos que nosso comportamento tenha alguma semelhança com nossas intenções (e, pela definição de "intenção", podemos supor que queremos), não é suficiente defini-las uma vez e esquecer delas depois. Temos de lembrar delas. Temos de nos lembrar de lembrar, e aí temos de relembrar, procurá-las de vez em quando. Nós nos lembramos ao definir consciente e repetidamente nossa intenção.

Na prática budista tradicional de definir uma intenção, dizemos coisas como "que eu seja um protetor para aqueles que não têm protetores, um guia para os viajantes, e um barco, uma ponte e um navio para aqueles que desejam atravessar. Que eu seja uma lâmpada para aqueles que buscam a luz, uma cama para aqueles que buscam o descanso e que eu seja um servo para todos os seres que desejam um servo. Para todos os seres sencientes, que eu possa ser uma pedra preciosa que outorga desejos, um vaso para a boa sorte, um mantra eficaz, um grande remédio, uma árvore que realiza desejos e uma vaca que concede os desejos". Imagine se, em vez de "odeio as segundas-feiras" ou algo desse tipo, *esse* fosse o seu primeiro pensamento do dia. Os praticantes do budismo *mahayana* cultivam uma "mente desperta" (*bodhicitta*); eles despertam a sabedoria e a compaixão, entre outras coisas, ao recitar versos que expressam metas transpessoais elevadas de um despertar e de felicidade para todos os seres e que afirmam a intenção do praticante de passar a ser um instrumento desses ideais. Nas tradições abraâmicas, as pessoas rezam para se tornar um agente da vontade de Deus.

Numa prática secular, nossas intenções podem parecer mais simples, e podemos ser um pouco mais legais, mas elas não são menos poderosas. Com as palavras que fazem sentido e parecem corretas para nós (a linguagem a que chegamos por meio dos exercícios anteriores de cima para baixo ou de baixo para cima, por exemplo), definimos nossas melhores intenções para fazer algo antes de agir. "Algo" pode ser um dia para o qual definimos nossas intenções a cada manhã. ("Hoje, tenho intenção de dar às pessoas minha atenção plena quando estiverem falando comigo porque quero viver num mundo em que não esquecemos como fazer isso.") Pode ser o telefonema de um amigo. ("Não tenho muito tempo e isso pode parecer impaciência. O principal é que eu transmita quanto valorizo a amizade dele."). Podemos pensar nossa intenção ou enunciá-la em voz alta e, conforme praticamos fazer isso, podemos descobrir que precisamos de menos palavras ou que até mesmo podemos manter silêncio. "Hoje, ouça de verdade" poderia ser nosso resumo para o dia e nós saberíamos o que significa. Ou, conforme temos um sentimento quando pensamos sobre o que essa amizade específica significa para nós, poderíamos invocar essa sensação da nossa intenção num momento, por exemplo, o instante em que um amigo nos cumprimenta. Nós sentimos isso no coração. Usamos o minuto extra na copa para perguntar a uma colega sobre seu neto e ouvimos o que ela diz.

Quanto mais praticamos definir uma intenção, mais rápido se torna nosso acesso ao senso de propósito nessa intenção. Quanto mais vezes nos lembrarmos de uma intenção, mais rapidamente vamos notar quando nosso comportamento está desconectado. É assim que impregnamos momentos e dias com significado. Podemos praticar com reuniões, telefonemas, viagens, ajudar as crianças a se vestir de manhã, e na última coisa que dizemos para nosso parceiro de noite. Não há nada com que não possamos praticar, na verdade. Tudo conta.

Nas sociedades tradicionais, os rituais religiosos e os costumes comunitários funcionavam como lembretes do propósito. Você não se esquece de ir para a igreja ou templo quando "todos" fazem isso e "todos" esperam que você também faça isso. Na sociedade moderna secular e individualista, nós cuidamos de nós mesmos, sem esse apoio estrutural e com muito mais coisas para nos distrair de nosso propósito. Nós não herdamos um propósito comum com hábitos comuns para nos lembrar, então temos de criá-los nós mesmos.

Priorização radical

Ter um propósito claro não é algo que acontece de uma vez por todas. Sim, precisamos primeiro trabalhar para formular nosso propósito, e isso nos ajuda a definir nossa direção, mas depois temos de revisitar nosso propósito repetidamente. Ter uma estrela guia não ajuda se não olharmos para ela. Muitas vezes nós nos perguntamos como podemos alinhar melhor nosso comportamento com o nosso propósito. Cada vez que olhamos para nossa lista de providências, temos a oportunidade de aplicar nosso propósito, uma chance de nos lembrar de que podemos alinhar nossas ações com nossas intenções. Viver com intenção requer que contínua e conscientemente coloquemos nossa atenção nas coisas que sustentam nosso propósito, e uma das maneiras principais para fazer isso é estabelecer prioridades.

Priorizar − ter clareza sobre o que fazer e o que não fazer, e reconhecer que muitas coisas que podem ser feitas podem ser uma grande distração da coisa que mais precisa ser feita − é uma habilidade que os grandes praticantes espirituais e os líderes empresariais eficazes têm em comum. A primeira das práticas feitas no contexto da priorização tradicional budista é refletir sobre a mortalidade. A finalidade de nos lembrar de que a vida é curta não é ficarmos deprimidos nem sermos desmancha-prazeres para os outros, mas nos ajudar a colocar as coisas em perspectiva, priorizar aquilo que tem mais importância e cultivar a disposição de fazer isso sem demora.* Estabelecer prioridades não requer perfeição, mas sim revisão constante. O processo *dampa sum* ("bom no início, bom no meio, bom no final") é exato no caso desta abordagem: definir intenções, fazer o que se alinha com elas, rever como isso aconteceu, refletir e redefinir as intenções e então mudar os planos se necessário.

O budismo não detém o monopólio sobre as práticas que levam nossa atenção para o nosso propósito durante o dia, a semana, o ano. O hábito de milhares de anos que os franciscanos repetem em seu ciclo diário de prece, refeição, estudo, prece e serviço é outro exemplo da intenção ritualizada. Foi um sacerdote franciscano em Jamaica Plain, Massachusetts, o frei Jack Rathschmidt, quem primeiro me mostrou a futilidade de tentar equilibrar tudo. Eu estava na faculdade e nessa época, grávida, enfrentava a ira do meu comitê não só por interromper meus estudos para ter um bebê, mas também por planejar me mudar para o outro lado do país. O frei Jack mostrou como a metáfora do equilíbrio nos faz querer segurar tudo e disse que, para lidar com múltiplas tarefas, é melhor pensar em manter um ritmo. O ritmo nos permite fazer aquilo que mais importa, enquanto vamos levando os dias e as semanas, cuidando das nossas outras responsabilidades. E também podemos mudar o que pensamos sobre o que fazer e como usamos o processo de priorização.

A priorização radical significa reconhecer que nunca vamos resolver o problema de ter coisas demais a fazer, encolhendo a quantidade

---

* Saiba mais sobre os métodos de priorização budistas aqui: www.leahweissphd.com/buddhistprioritization.

do que temos de fazer. Não podemos mudar nossa carga de trabalho, não podemos diminuir obrigações à medida que caminhamos.

MANTENHA OS OLHOS NO PRÊMIO

Escolher a que dar atenção e visualizar como você gostaria que isso acontecesse é um ato fundamental de criatividade. Na verdade, quer percebamos ou não, construímos nosso mundo o tempo todo. Com atenção plena, nós introduzimos intencionalidade no processo, em vez de nos descobrir por acaso em mundos que não sabíamos que estávamos criando e onde preferiríamos não estar. O budismo e outras práticas religiosas têm dominado o poder da visualização há milênios. Mais recentemente, a psicologia contemporânea passou a utilizá-la em contextos de desempenho, como os esportes profissionais e o trabalho. Como Martha Beck, socióloga e colunista da revista O, escreveu, "não é tanto que, se visualizarmos algo acontecendo, isso certamente vai acontecer (não é magia), mas sim que, se não pudermos visualizar algo acontecendo, isso provavelmente não acontecerá. Visualize o resultado que você deseja".

Quando estamos lidando com diversas prioridades, muitas vezes parece que elas estão em conflito umas com as outras e ficam nos puxando em muitas direções. Nessa situação, a definição de prioridades pode ficar confusa. Como mantemos vivo o sentido daquilo que importa? E, se estamos perdendo o contato com as coisas grandes por causa das minúcias de nossos dias, será que é possível permanecermos orientados para o nosso propósito?

Esse é o objetivo do ajuntamento no local de trabalho, uma prática cada vez mais comum em todos os setores empresariais. Para muitos de nós, o que realmente precisa acontecer em qualquer dia nem sempre se alinha com o que está na nossa agenda. A reunião no início do dia nos ajuda a definir uma agenda (ou intenção) da coisa mais importante em que se concentrar durante o dia. Se o ajuntamento não parece ser uma prática realista para adotar em seu local de trabalho, você pode reproduzir essa ideia tendo uma reunião matinal na sua cabeça. Identifique a tarefa mais importante de sua lista de afazeres e priorize conforme necessário para ajudar sua capacidade de cumpri-la.

Existe uma linha cada vez mais forte de pensamento segundo a qual as listas de afazeres são inúteis e nos entorpecem quanto a nossas prioridades reais. Tive uma aluna que perdeu sua lista de afazeres – ela usava uma agenda de papel, não um dispositivo portátil – e relatou que, depois que o pânico inicial diminuiu, ela se sentiu liberada. E percebeu que quase todas as coisas que estavam na lista eram itens triviais que ela ficava trocando de ordem ou adiando de uma semana para outra.

No contexto do nosso trabalho, o medo de não sermos capazes de fazer tudo isso, o medo que nos paralisa e impede de fazer alguma coisa, pode ser mediado se voltarmos para a questão do que importa mais, agora, neste momento, ou seja, o que é nossa prioridade. Podemos perguntar a nós mesmos e/ou a nossas equipes: o que precisa ser feito, qual problema precisa mais ser resolvido? É isso que deve ser cuidado, não aquilo que previmos no nosso plano trimestral para hoje. E como (que sorte a nossa!) temos praticado a habilidade de dirigir intencionalmente nossa intenção, podemos reconhecer quando caímos no buraco de outra tarefa ou de uma simples diversão.

Sexta-feira é um bom dia para se reunir com seu gerente de projetos interior. Você conseguiu levar sua atenção para cada tarefa? Executou o plano que estabeleceu para a semana, realizando cada atividade com seu senso de propósito? Lembre-se, porém: seu mapa não é imutável. Na verdade, planejar e refinar sua atenção deve lhe dar confiança para recusar um plano, dizer "não", cancelar ou delegar, se necessário, para poder concentrar seu tempo consistentemente onde ele será mais útil para seus objetivos finais. E você pode começar a nova semana retomando seu propósito mais elevado.

É fácil demais permitir que dias inteiros passem como um borrão sem você ser capaz de dizer o que fez realmente. Em vez disso, perceba que seus dias são feitos de milhares de momentos separados que passam por você, e que é possível escolher conscientemente que vai extrair o máximo deles. Saber o que está fazendo e por que está fazendo permite que você se sinta realizado por fazer bem seu trabalho e também porque tem o senso mais gratificante de que seus dias realmente importam.

Com a atenção plena, o propósito nos permite evocar a possibilidade do nosso melhor ser, do nosso melhor trabalho e da nossa melhor vida. Isso nos ajuda a nos reorientar quando nos perdemos e nos inspira quando empacamos. E, quando abordamos cada dia com intenção, nos asseguramos de que a luz dessa estrela distante pode continuar a nos guiar. Na prática em nossa vida real, em nosso local de trabalho real, viver de acordo com nosso propósito pode significar algo tão simples quanto priorizar efetivamente as tarefas e as coisas a fazer que constroem o caminho rumo aos nossos objetivos mais amplos. Em alguns dias, ganhamos muito; em outros dias, ganhamos pouco. Porém, de todo modo, é importante para nós, para as pessoas que nos rodeiam, para nossas organizações e, em última instância, para o mundo que nos comportemos com propósito.

Parte II

LEVAR TODO O NOSSO EU PARA O TRABALHO

4

Cultivar compaixão

Há duas grandes forças da natureza humana: o interesse pessoal e a consideração pelos outros. As pessoas são bem-sucedidas quando têm um "motor híbrido" movido por ambas.

– Bill Gates, no Fórum Econômico Mundial, 2008

Vários anos atrás, uma história comovente recebeu grande cobertura da imprensa. Era sobre uma mulher idosa chamada Edith Mace Field, que morava numa pequena casa em Seattle. Os empreendimentos imobiliários estavam em franca expansão em seu bairro, com novos condomínios e prédios de apartamentos substituindo as antigas residências ocupadas por uma só família. As empresas imobiliárias queriam construir um shopping center na rua de Edith e lhe ofereceram 750 mil dólares por sua casinha e o terreno, que valiam cerca de 120 mil dólares. Quando ela recusou, aumentaram a oferta para 1 milhão de dólares, que ela também rejeitou. Então decidiram construir o shopping ao redor da casa dela. Logo que iniciaram a construção, a casa ficou ilhada em três lados. O superintendente do projeto, Barry Martin, às vezes passava na casa de Edith para verificar se ela estava bem. Ele lhe deu seu cartão de visita, dizendo-lhe para ligar se precisasse de algo.

Um dia, ela aceitou a gentileza de Barry e perguntou se ele poderia levá-la ao cabeleireiro. Ele concordou e, com o tempo, começou a levá-la a todos os seus compromissos. À medida que se conheciam, ela foi lhe contando sua vida. E ela tinha histórias incríveis, que pareciam difíceis de acreditar, como ter sido espiã durante a Segunda Guerra ou ser prima do músico Benny Goodman. Embora inicialmente cético, Barry acabou encontrando evidências de que os relatos impressionantes de Edith eram todos verdadeiros. Com o passar do tempo, ele acabou se tornando seu principal cuidador.

Antes de Edith falecer de câncer pancreático, aos 86 anos, Barry agendava suas consultas médicas, preparava suas refeições e a visitava sempre que podia. Apesar do conflito com seu cargo profissional, da diferença de idade e de todo o tempo e dos cuidados intensivos de que Edith precisava, ele se importou profundamente com ela e foi quem se manteve ao seu dispor até o final.

A inimaginável amizade entre Barry e Edith tornou-se um grande filão para a imprensa popular, por seu clássico ar de história de Davi e Golias, mas ambientada nos dias de hoje: o agente imobiliário agressivo e a senhora indefesa que acabam se revelando muito mais do que pareciam ser à primeira vista. O que mais me fascina nessa história é que, de algum modo, apesar de um conflito nada insignificante, Edith e Barry conseguiram fazer uma coisa milagrosa: eles se enxergaram, em primeiro lugar, como seres humanos e, como resultado do mútuo reconhecimento de sua humanidade, formou-se uma relação de afeto significativa para ambos.

Esse tipo de acontecimento, essa quebra de barreiras para se relacionar com uma pessoa – alguém que pode estar do lado oposto numa questão importante para você –, requer uma habilidade que é um componente essencial da atenção plena: a compaixão. Quando, como Barry e Edith, somos capazes de ver os outros como parte da condição humana, como obras ainda em andamento, imperfeitas e desajeitadas (tal como nós!), quando resistimos ao impulso de vê-los como "outros" ou reduzi-los a uma única dimensão, então ajustamos a perspectiva necessária para desenvolver a compaixão.

O que é compaixão?

O conceito de compaixão, como alguém já apontou, tem sido empregado a torto e a direito, mas em geral ainda me parece mal interpretado. Como muitos dos princípios da atenção plena, a compaixão também é simples e complexa. Sua definição é bastante direta: compaixão é ser capaz, de boa vontade, de reconhecer o sofrimento e escolher voltar-se a ele, em vez de evitá-lo. Agir com compaixão, no entanto, pode ser um pouco mais trabalhoso. A compaixão pode assumir a forma de dar ajuda a um colega de trabalho que está sobrecarregado. Ou dizer a um colega de equipe que seu estilo de comunicação está tendo efeito negativo sobre os colegas. Compaixão é respeitar alguém o suficiente para chamar sua atenção para suas infantilidades e incentivá-lo a ser mais forte e responsável. Compaixão não significa evitar conversas difíceis ou desconfortáveis, mas sim encará-las.

No Treinamento de Cultivo da Compaixão que ajudei a desenvolver ao lado de Thupten Jinpa, principal intérprete do Dalai Lama por 30 anos, definimos compaixão como reconhecimento do sofrimento, como sentimento de consideração e conexão, o desejo de aliviar o sofrimento e, em decorrência disso, a disposição para agir. Compaixão não é ter pena da angústia do outro, ser um herói, sempre dizer "sim", ser ingênuo ou aceitar tornar-se um capacho. Como esclarece Jinpa: "A prática de cultivar compaixão não significa desfazer a distinção entre amigos e inimigos; ao contrário, ela ensina um método pelo qual o fato de alguém ser um estranho ou um inimigo não exclui automaticamente a possibilidade de nos preocuparmos com sua dor e tristeza".

No budismo, há uma prática que consiste em ver o adversário como um professor espiritual. O budismo, porém, não tem nenhum monopólio sobre a ideia de tratar os outros com dignidade e respeito. O cristianismo, o judaísmo e o islamismo expressam vigorosamente a necessidade da compaixão, não apenas para aqueles que nos são próximos, mas também – o que é mais importante – para os estranhos e aqueles contra quem lutamos. A maioria das tradições contemplativas defende a possibilidade de estender amor e compaixão até mesmo aos adversários. A relutância do cristianismo em lançar a primeira pedra se baseia no conceito de que todos somos imperfeitos. Na sinagoga, Deus é chamado de "o compassivo", e os judeus são chamados a "amar [o estranho] como a si mesmos". No Alcorão, "tudo o que Deus concede a seu mensageiro como espólio do povo das cidades pertence a Deus e a seu Mensageiro, como também aos parentes, aos órfãos, aos pobres e aos viajantes necessitados, a fim de que a riqueza não circule unicamente entre aqueles de vós que sois ricos". As tradições contemplativas do mundo veem o coração humano como capaz de alcançar sentimentos tão altos que, em vez de respondermos a malefícios com hostilidade e vingança, reagimos ao agressor com compaixão e compreensão.

Embora possamos aprender muito sobre a compaixão com as tradições da sabedoria, ela não se limita, nem deveria se limitar, aos locais de culto. Trata-se de um valor universal, que deve ser posto em prática nas filas do supermercado e no trânsito em horários de pico, nas escolas e em locais de trabalho, em qualquer lugar onde haja pessoas sofrendo.

Um estudo da empresa Accountemps, publicado na revista *Fortune*, revelou que os gerentes e os executivos das empresas classificadas como Fortune 1000 (as mil empresas de maior faturamento nos Estados Unidos) passam 13% de seu tempo de trabalho (o equivalente a sete semanas por ano) tentando resolver questões de relacionamento entre funcionários e lidando com as consequências da falta de civilidade. Define-se falta de civilidade como grosserias no trabalho, e essa é a área de pesquisa da professora Christine Porath, da Universidade Georgetown.[1] O que ela e outros pesquisadores descobriram é que a falta de civilidade custa muito às empresas. Seu artigo mais recente sobre o tema cita a pesquisa "Civilidade na América", segundo a qual 70% dos americanos "acreditam que a falta de civilidade atingiu proporções de crise".[2]

A realidade é que as pessoas preferem detonar projetos a verem que alguém que odeiam teve êxito neles, ou optam por pagar um consultor por não quererem que um colega de quem não gostam resolva um problema e receba o crédito. O custo final das relações profissionais que azedam tem sido objeto de pesquisas. Em um ambiente profissional hostil, metade das pessoas trabalhará intencionalmente com menos eficiência, metade terá mais dias de licença de saúde, um terço reduzirá de propósito a qualidade de seu trabalho, 80% desperdiçarão tempo preocupando-se com um relacionamento hostil, 60% despenderão tempo evitando outra pessoa, 78% afirmarão que seu compromisso com a empresa diminuiu e 25% admitirão haver desforrado sua raiva nos clientes. Além disso, num ambiente de trabalho hostil as pessoas cometem mais erros, o que Porath atribui ao fato de que o cérebro (especificamente a memória de trabalho) é "sequestrado" pelo processamento da grosseria. A criatividade também decai quando as pessoas testemunham falta de educação no ambiente profissional. E essa grosseria, além de não ser um comportamento nada raro, está em ascensão. Dos entrevistados em 1998, quase metade relatou ser tratada com grosseria pelo menos uma vez por mês, número que subiu para 55% em 2011 e 62% em 2016. Isso resulta em despesas enormes em termos de rotatividade de funcionários.

Mera falta de civilidade é uma coisa – e a maioria de nós, em algum momento, já vivenciou alguma interação desagradável no trabalho –, mas pode se tornar um problema real quando se transforma em *bullying*. Recentemente, o Career-Builder,[3] um mecanismo de busca de empregos, entrevistou mais de 5.600 pessoas sobre grosserias vivenciadas no ambiente profissional. Mais de 25% disseram ter sofrido *bullying* no local de trabalho. E isso não é uma anomalia: a Associação Americana de Psicologia* estima que o *bullying* e outros comportamentos abusivos no trabalho custam às empresas 300 bilhões de dólares anuais em absenteísmo, rotatividade, perda de produtividade e

---

* *American Psychological Association* (APA).

aumento das despesas médicas. As pessoas que se sentem intimidadas não se concentram no trabalho; permanecem focadas em sua infelicidade, conversando com os outros sobre sua insatisfação e procurando outro emprego.[4]

Um modo de atenuar parte dessa infelicidade no trabalho, para nós mesmos e para os outros, é praticar compaixão com atenção plena. Gosto de pensar na compaixão como um cultivo, como algo que ritualizamos em nosso cotidiano. Compaixão é algo que fazemos; não apenas algo que sentimos. Ela está presente quando escolhemos, momento a momento, não revirar os olhos em sinal de desprezo ou não revelar indiscrições sobre alguém, mas apenas permanecer com o sentimento constrangido que experimentamos em resposta a seu comportamento, e ter consciência de que às vezes nós também podemos suscitar esse sentimento em outras pessoas.

Basicamente, a compaixão pode muitas vezes ser definida como ter consciência de nossas imperfeições, o que nos capacita a ser pacientes com as imperfeições alheias. Esse importante insight emerge ao praticarmos a atenção plena que nos leva a expressar compaixão sob a perspectiva de sermos, cada um de nós, iguais aos outros. Não se trata de situar abaixo quem sofre mais do que nós, nem situar acima o Dalai Lama, crendo que ele é mais capacitado. Somos todos humanos e capazes de sentir e agir com compaixão.

É cada vez mais evidente que praticar compaixão no local de trabalho traz resultados reais. Para começar, a compaixão nos torna mais eficientes, mais saudáveis e mais resilientes, e nos ajuda a aprender, inovar, prestar um serviço melhor, cooperar, colaborar, ser sinceros, evitar o esgotamento, lidar com pessoas "difíceis", e desenvolver e conservar talentos.

No entanto, talvez ainda mais importante, a compaixão nos conecta com outras pessoas – e o poder da conexão humana no trabalho não pode ser subestimado. O trabalho é uma das maneiras pelas quais pertencemos ao mundo, e o significado do nosso trabalho provém em grande parte do uso ou do valor que tem para os outros. Por exemplo, os que têm mais amigos no trabalho cumprem prazos com maior frequência do que aqueles com menos amigos porque se importam mais com o modo como o seu trabalho afeta os outros e se sentem mais responsáveis para com a equipe. Sentir nossa conexão com os colegas também nos permite conhecer suas ideias, e isso é proveitoso nas colaborações estratégicas. Embora muitas culturas corporativas incentivem a competição, é importante traçar um limite entre estimular os funcionários a se envolver e criar um ambiente tóxico que prejudica sua produtividade. Quando lidamos com nossos colegas como concorrentes, todo o nosso trabalho é prejudicado.

COMPAIXÃO É BOM PARA SUA SAÚDE

A compaixão nos capacita a ter relacionamentos mais fortes e prazerosos, e as pesquisas mostram que a conexão social é crucial para nossa saúde e bem-estar. Em 148 estudos (abrangendo 308.849 participantes), a falta de conexão social revelou-se mais prejudicial à saúde do que a obesidade, o tabagismo e a hipertensão.[5] A constatação foi sempre a mesma, independentemente de idade, sexo, estado inicial de saúde, causa de morte e período de acompanhamento. As conexões sociais firmes, por sua vez, fortalecem nosso sistema imunológico, diminuem a inflamação em nível celular e nos ajudam a nos recuperar mais rápido de doenças. A qualidade de nossos relacionamentos pode até prolongar a vida: conexões sociais fortes mostraram-se associadas a um aumento de 50% na longevidade.

Lembremos que, apesar de nossa tendência para pensar que o sucesso profissional requer sacrifício pessoal, o bem-estar e o êxito no ambiente de trabalho guardam uma relação entre si e, em última análise, esse relacionamento consiste em nossa capacidade de nos conectar significativamente com os outros. Dessa forma, a compaixão beneficia integralmente a nossa vida.

Sem dúvida, certo grau de competição é natural e até vantajoso. No entanto, para que meu entusiasmo por um ambiente de trabalho compassivo não seja visto como incorrigivelmente ingênuo, pense nisto: a evolução não seleciona apenas os mais competitivos e agressivos. Embora o nome de Charles Darwin tenha se tornado sinônimo de "sobrevivência do mais apto", ele também disse que "as comunidades que tivessem o maior número de membros mais simpáticos progrediriam melhor e gerariam o maior número de descendentes".[6] Usando o vocabulário de sua época, Darwin se refere a essa qualidade como "simpatia", mas o que ele realmente estava falando era de compaixão. Do ponto de vista da biologia evolutiva, a compaixão é um instinto pró-social e cooperativo que ajuda a manter os grupos unidos, promove o cuidado para com os descendentes e os membros vulneráveis do grupo, sustenta o crédito social e a sobrevivência do grupo, e permite relações cooperativas com quem não é membro da "tribo".

Geneticamente falando, temos mais DNA em comum com nossos companheiros humanos do que com outras espécies, e até mesmo com primatas, que são nossos primos mais próximos. Em termos evolutivos, viemos das mesmas "cem mães" rastreáveis por meio do DNA mitocondrial. Há, portanto, uma base científica para pensar que os outros são "exatamente como eu" ou inclusive que "todo mundo é minha mãe". Essa ideia de nossa humanidade comum (ou, como gosto de pensar, nosso dilema comum) baseia-se na noção de que há outras pessoas sofrendo, e que o sofrimento delas é como o nosso. Sob essa perspectiva, a compaixão se torna possível.

Esse construto psicológico, de aproveitar nossa experiência comum, não diz respeito a comparar ou minimizar o sofrimento; todos têm problemas e, grandes ou pequenos, todos eles são reais. Pensar que não se tem direito de ficar ansioso ao fazer uma apresentação em que altos interesses estão em jogo, enquanto há pessoas famintas e sem teto pelo mundo, é uma ideia que não ajuda ninguém. Portanto, quando os fatores diários de estresse ameaçam sabotar o que há de melhor em nós, a perspectiva de compartilhar nossa humanidade pode ser útil. É reconfortante saber que você não está sozinho em seu sofrimento; que todos nós temos uma história em comum, uma mesma origem, esse mesmo dilema. É provável, por exemplo, que outras pessoas em sua reunião fiquem nervosas ao fazer uma apresentação. Quem está sentado na sala de reuniões pode estar sentindo uma variedade de emoções difíceis a respeito de algo que lhe aconteceu hoje. Quando identificamos os pontos que temos em comum, conseguimos valorizar nossas semelhanças em vez de ressaltar nossas diferenças.

A escritora Susan Sontag disse uma vez: "Os escritores de ficção sérios pensam sobre os problemas morais de forma prática. Eles contam histórias. Narram. Despertam nossa humanidade comum em narrativas com que podemos nos identificar, muito embora sejam vidas distantes da nossa. Eles estimulam nossa imaginação. As histórias que contam ampliam nossas afinidades e as tornam mais complexas e, portanto, melhores. Elas educam nossa capacidade de julgamento moral". Encontrei essa citação em seu obituário do *Los Angeles Times* e me pareceu uma descrição perfeita de como praticar compaixão. Quando vemos o mundo pelo prisma de nossa humanidade comum, nos libertamos da monotonia de nossa própria perspectiva. Quando conseguimos experimentar a visão de mundo de outra pessoa, desenvolvemos nossa capacidade de ter um comportamento ético, inclusive no local de trabalho.*

Isso não significa que, quando alguém comete um erro desastroso, nós apenas sorrimos e ignoramos o erro ou o ajudamos a se safar. Nessa situação, em vez de perder o controle ou presumir o pior, poderíamos começar tentando descobrir o que a pessoa estava pensando ou o que, em seu dia ou semana, poderia ter ocasionado seu erro. Em segundo lugar, cabe reconhecer que podemos sentir raiva ou frustração com o impacto de seu comportamento, mas que chegaremos a uma solução melhor para seguir em frente se levarmos em conta seu lado da história

---

* Aqui estão mais algumas maneiras de cultivar a mentalidade de que nossa humanidade é algo que todos temos em comum: weissphd.com/commonhumanitymindset.

e, em seguida, traçarmos um plano que evite uma nova ocorrência de erro semelhante.

Isso também nos ajuda a não julgar tão negativamente. Julgar cansa, e a todos. Tanto aquele no papel do juiz (porque essa é uma tarefa antipática, que causa distanciamento) quanto quem está sendo julgado. É um mau hábito que pode ser modificado com a prática. Em vez de julgar, podemos tentar ser curiosos. Em vez de insistir em nossa ideia inicial sobre uma pessoa ou situação, podemos fazer uma pausa e nos indagar se nossa interpretação é correta. Talvez pensemos que a pessoa está sendo fria conosco, quando na verdade está exausta porque ficou cuidando de uma criança doente a noite inteira e seu comportamento não tem nada a ver conosco. Talvez nossa interpretação esteja incompleta ou tenhamos razão de pensar que ela agiu de maneira rude conosco, mas o que estará acontecendo na vida desse colega que o levou a se comportar assim? O que podemos estar deixando de ver na situação? Que papel desempenhamos nessa interação difícil? Qual foi nossa contribuição? Formular essas perguntas pode parecer desgastante – quem tem tempo para todas essas indagações e contrassuposições? No entanto, pensar sobre o que pode estar influindo em seu comportamento – ou, mais ainda, preocupar-se com a causa de seu sofrimento – pode parecer desagradável, mas na verdade também pode nos fazer sentir bem.

Brian Knutson[7] é professor de psicologia e neurociência em Stanford. Suas pesquisas têm por objeto a vivência e a expressão da emoção. Knutson usa a tecnologia de ressonância magnética funcional (fRMI) para compreender mais profundamente como a emoção se manifesta no cérebro e como afeta nosso comportamento. Seu interesse principal é a região chamada núcleo accumbens, que recebe uma dose de dopamina, um neurotransmissor de bem-estar, quando prevemos uma experiência prazerosa.

Em um estudo, Knutson buscou descobrir se essa resposta de bem-estar era ativada pela experiência altruísta da mesma forma como é desencadeada pela experiência hedonista. Para tanto, pediu a monges tibetanos, que têm capacidade avançada de gerar compaixão voluntariamente, que praticassem meditação da compaixão em um equipamento de ressonância magnética. Ele descobriu que a experiência de gerar compaixão pelo sofrimento ativava no cérebro dos monges as mesmas regiões de gratificação que se acendem quando nós, motivados por recompensas hedonistas, pensamos em um doce ou imaginamos estar de férias. (É até bizarro que, para demonstrar isso, precisemos colocar monges num equipamento de ressonância magnética, mas, se eles se dispõem e se o que aprendemos com isso é que ter apreço pelos outros é bom para todos, não vou ficar questionando o experimento.)

O trabalho que Brian Knutson está fazendo é fundamental porque vira de ponta-cabeça a ideia de compaixão. Mostra não apenas que podemos praticá-la e ampliar nossa capacidade de expandi-la, mas também que a compaixão não exige que sejamos infelizes. Se puséssemos em prática essa ideia – de que a compaixão é de fato a chave para uma vida boa (e saudável) –, isso faria uma enorme diferença no modo como alocamos tempo e atenção a serviço dos outros.

Há quem tema que praticar compaixão para se sentir melhor ou sermos mais saudáveis deturparia o propósito de se tornar menos egocêntricos. Continuaria sendo realmente compaixão, se praticada em interesse próprio? Observando o que vi em milhares de pessoas, descobri que nossa perspectiva sobre o que a compaixão é e como funciona se transforma quando começamos a praticá-la, e não quando a vemos como um princípio filosófico ou algo que ficamos cogitando de longe. Em outras palavras, talvez pratiquemos a compaixão por nos sentirmos solitários e querermos laços sociais mais fortes. Quando começamos a prestar mais atenção à luta dos outros, modifica-se nosso modo de sentir, não só com relação a eles, mas também a nós mesmos. Passamos a nos ver de maneira diferente. Interagimos de maneira diferente. E isso é bom.

Ter compaixão não significa sermos uma caricatura, no estilo *Monty Python*, como um personagem espiritualizado que se autoflagela. As pessoas que nos inspiram, que têm sabedoria espiritual, não costumam ser deprimidas nem infelizes. Elas se desviam dos próprios interesses o suficiente para terem um impacto real no mundo. Na verdade, flagelar-se e achar que é preciso se sentir mal é uma forma de preocupação egocêntrica. No budismo, praticamos doar primeiramente de uma mão para a outra e, em seguida, para as pessoas de quem somos próximos; pouco a pouco, nossa generosidade é aperfeiçoada.

Alguns praticantes de compaixão se ressentem da prática atual de "medi-la" com métodos científicos. Matthew Sacchet, que cursa doutorado em neurociência em Stanford e trabalha com Knutson, deu sua opinião sobre essa controvérsia: "Há a preocupação de que os cientistas possam estar 'tentando encontrar provas da meditação', mas somos cientistas que buscam entender o cérebro". Ele complementa: "A pesquisa abre importantes possibilidades para a medicina e pode também remover uma parte da imprecisão do assunto, ajudando a fundamentar a meditação mais empiricamente". Concordo com Sacchet que essa pesquisa é um divisor de águas: se a compaixão puder ser vista como algo que fazemos não apenas por ser a coisa certa a fazer, mas também porque nos sentimos bem, é mais provável que a pratiquemos.

Os dados desse estudo são coerentes com os de uma pesquisa semelhante que Knutson desenvolve em neuroeconomia, que mostra que as recompensas financeiras são menos estimulantes do que as relacionadas à motivação intrínseca (nosso senso de propósito), à finalidade (importar-se com o objetivo comum) e à conexão (ser parte de uma equipe). Essas informações podem ser úteis se estivermos interessados em motivar a nós mesmos e aos outros no trabalho. Precisamos ter em mente que os incentivos puramente financeiros não serão os mais motivadores. Se pudermos vincular as metas de desempenho ao propósito geral que motiva os colegas de trabalho, o impacto se ampliará significativamente. Quando você está lidando com os desafios envolvidos no lançamento de um produto, um dos objetivos é despachar esse produto em tempo hábil a fim de receber um bônus. Enviar um produto que você acha que vai melhorar a vida dos destinatários, mesmo que só um pouco, será muito mais motivador.

Todos esses estudos oferecem grande evidência da utilidade da compaixão no trabalho. A questão-chave é como ir daqui até lá: como sair de nossas respostas aparentemente automáticas de julgamento, raiva, contrariedade ou piedade e chegar à compaixão e à conexão. Isso não se faz prendendo-nos a padrões irreais ou sentindo culpa por não sermos "pessoas melhores". Isso é feito treinando-nos sistematicamente para desenvolver consciência de nossas respostas-padrão negativas às pessoas que nos trazem desafios, e escolhendo responder de modo diferente, um modo que honre a dignidade delas, que lhes permita ser complicadas, que suponha que elas estão fazendo seu melhor, e que entenda que elas são imperfeitas, tal como as pessoas com quem nos importamos. Pessoas iguais a nós.

Não precisamos criar nem construir essa verdade. Precisamos apenas de algo que nos desperte e leve de volta à realidade quando esquecermos.

FAÇA ISTO: PRATIQUE COMPAIXÃO PELOS OUTROS

Quase todos podemos citar alguém (um chefe, um colega de trabalho, a pessoa que envia um milhão de e-mails) que nos deixa malucos no trabalho. Embora pareça impossível não sentir por ela nada além de aborrecimento, especialmente quando ela está dando mais trabalho ou quando a percebemos como causa de nosso sofrimento, praticar a compaixão nos permite começar a ter um impacto positivo em nosso ambiente de trabalho e transformar nossa experiência. Experimente o seguinte exercício para cultivar a compaixão:

- Traga à mente a pessoa difícil.
- Imagine-a fora do trabalho, talvez interagindo com os filhos ou passeando na natureza.
- Imagine possíveis inseguranças ou decepções na vida que a levaram a ter os comportamentos que você considera incômodos.

Cultivar compaixão **127**

- Imagine separar a pessoa daquelas coisas que causam o comportamento indesejável.
- Pense naqueles que se importam com a vida dessa pessoa e que a valorizam: um parente que depende dela ou os pais que se esforçaram para criá-la.
- Que comportamentos ela tem que você pode admirar? O humor, alguma capacidade de fazer coisas?
- Pense em encontrar essa pessoa fora de seu ambiente normal. Você consegue imaginar que a está conhecendo agora e gosta da sua companhia?

Nesse novo contexto para a pessoa que você considera difícil, observe como isso permite que você pratique mais generosidade ou compreensão na próxima vez em que se encontrarem.

Embora a compaixão nos ajude a criar conexões mais profundas, é importante ter em mente que ela é uma rua de três mãos. Não podemos estar desconectados de nós mesmos e ainda assim nos conectar com os outros. Não podemos ser um auxílio apenas para os outros, nem podemos ser apenas o auxiliado, beneficiando-nos da compaixão de alguém. Relacionamentos fortes e saudáveis incluem oferecer compaixão, receber compaixão e praticar autocompaixão.

Oferecer ajuda é vital. Queremos ter relacionamentos fortes porque eles enriquecem nossa vida, criam ambientes de trabalho melhores e (de um ponto de vista egoísta) nos rendem capital social. Ter limites impermeáveis é incompatível com boas relações de trabalho.

Receber pode muitas vezes ser um ponto de entrave no trabalho. Pedir ajuda é inteligente. E há uma estratégia em saber onde obtê-la e como e quando pedi-la. A rejeição é um dos principais motivos, especialmente no trabalho, pelos quais não buscamos contato. Não sabemos que tipo de apoio a outra pessoa deseja, mesmo que ela esteja passando por uma crise e queiramos ajudá-la. Não sabemos se ela deseja um lugar em que as coisas pareçam normais e onde possa se ausentar um pouco do problema, e não queremos invadir nenhum limite. E, assim, não fazemos nada. Poderíamos ao menos dizer-lhe que percebemos que ela está passando por um momento difícil, que queremos ajudá-la e que respeitaremos seus sinais sobre a melhor maneira de fazer isso.

Na maioria dos casos, nosso trabalho representa uma rede simbiótica: não estamos ali sozinhos e não podemos ter êxito sozinhos. Necessariamente, as organizações criam funções para promover a eficiência – essa é a definição da palavra burocracia –, mas num local de trabalho humanizado as pessoas são reconhecidas mais além de suas funções. Podemos depender de alguém para concluir tarefas para nós, mas, se trabalhamos numa grande organização, podemos nem mesmo conhecer essa pessoa. No entanto, quando praticamos compaixão ativamente, podemos mudar nossa perspectiva estreita que enxerga, digamos, a "Elisa do Setor de Contratos" como alguém que não entregou o documento de que precisávamos, e passarmos a vê-la como uma pessoa que tem família, paixões e estresses, além de prazos a cumprir. Simplesmente sair de uma perspectiva utilitária, em que a outra pessoa é um meio utilizado para um fim, e passar a vê-la em sua plenitude pode tornar as relações de trabalho bem mais felizes e produtivas.

A compaixão é uma visão de mundo que enxerga o eu e o outro em relação, em conexão. É uma reformulação. Muitas vezes, quando estamos ocupados, parece que as únicas coisas que importam são o trabalho e nós mesmos. Lembrar que estamos cercados de pessoas reais é uma reformulação de nossa visão de mundo que nos permite sair de um padrão negativo e isolado. E isso nos faz trabalhar melhor.

Compaixão cria ação

A compaixão não nega nossa capacidade de lembrar que temos obrigações para com nossos clientes, funcionários e acionistas, e que precisamos fazer nosso melhor no trabalho. A continuidade dos negócios depende da reputação e do respeito. E há maneiras de alcançar lucratividade sem usar práticas que prejudiquem os outros.

Em 2012, Jeff Weiner, CEO do LinkedIn,[8] escreveu um artigo sobre compaixão que viralizou e o colocou no mapa da discussão sobre esse tema (que estava alcançando seu ápice na época). Em 2013, participei de um evento do Wisdom 2.0 em que ele falou sobre compaixão no local de trabalho. Um dos pontos mais importantes que ele levantou (em minha opinião) foi sobre a diferença entre compaixão e empatia:

> Lendo o livro A arte da felicidade – ensinamentos do Dalai Lama relatados ao autor, Howard Cutler – aprendi a diferença entre compaixão, definida como caminhar um quilômetro na pele de outra pessoa, e empatia, que é sentir o que a outra pessoa sente. Embora na cultura ocidental os dois termos costumem ser tomados como sinônimos, seu contraste é importante. Como explica o Dalai Lama, se você caminha por uma trilha e encontra alguém sendo esmagado por uma rocha, uma reação empática fará você experimentar a mesma sensação de sufocamento e o tornará incapaz de ajudar. A reação compassiva colocaria você na pele do sofredor e, pensando que essa pessoa deve estar sentindo uma dor horrível, você fará tudo ao seu alcance para remover a rocha e aliviar seu sofrimento.

Em outras palavras, a compaixão nos capacita a agir, a ajudar, a resolver problemas, em vez de simplesmente sentir o que o outro está sentindo. No trabalho, isso significa conseguir ver as coisas pela perspectiva de outra pessoa e sermos capazes de decifrar outros pontos de vista com os quais podemos não concordar.

A distinção que Weiner faz entre compaixão e empatia é respaldada pelo mais recente conhecimento neurocientífico divulgado pelo Instituto Max Planck, de Berlim. Ali, o trabalho de Tania Singer traz evidências de que a "assinatura" no cérebro de uma pessoa (ou seja, o padrão de ativação neuronal, ou atividade cerebral, que se pode ver numa ressonância magnética funcional) difere quando ela está vivenciando compaixão em vez de empatia. A pesquisadora principal do estudo, Olga Klimecki, salientou a importância da empatia em nossa compreensão dos outros e de suas emoções, mas apontou uma desvantagem em sermos empáticos: se sentimos demasiadamente o sofrimento alheio, sofremos um esgotamento emocional. "Por meio do treinamento de compaixão", ela diz, "podemos ampliar nossa resiliência e abordar situações estressantes com um sentimento mais positivo".

Singer e Klimecki também identificaram que a tendência ao egocentrismo é inata nos seres humanos, mas descobriram que há uma parte do cérebro, chamada giro supramarginal direito, que reconhece a falta de empatia e se autocorrige. Essa área cerebral nos ajuda a distinguir nosso próprio estado emocional do das outras pessoas e é responsável pela empatia e a compaixão. Quando essa área não funciona adequadamente, ou quando temos de tomar decisões particularmente rápidas, nossa capacidade de empatia se reduz drasticamente. Se pensarmos nas decisões rápidas que precisamos tomar o tempo todo no trabalho, é fácil ver que essa parte do cérebro não se autocorrige como deveria, limitando nossa capacidade de compaixão.

Não muito tempo atrás, convidei Scott Kriens, o bilionário ex-CEO da Juniper Networks, empresa de tecnologia de renome mundial, para falar a meus alunos sobre como passou a valorizar a compaixão como uma habilidade de liderança. Ele explicou que a ideia da compaixão lhe surgiu pela primeira vez após perder o pai. O impacto dessa perda o ajudou a enxergar o sofrimento de outras pessoas. Também lhe permitiu ver como o sofrimento pode nos levar a formular nossas "grandes" questões sobre a autenticidade e o verdadeiro propósito do trabalho.

Quando terminou de relatar sua experiência, um de meus alunos comentou: "Bem, é fácil falar sobre a importância da compaixão e honrar o sofrimento quando já se é um CEO, mas você pensa mesmo que teria chegado aonde chegou se essa tivesse sido sua motivação ao longo do caminho?".

De início, fiquei chocada com a pergunta pela contundência, tanto de tom como de conteúdo. Temi que Scott se ofendesse. No entanto, em vez de responder defensivamente, ele ponderou e disse não concordar que a compaixão fosse um luxo reservado aos bem-sucedidos, explicando que a compaixão e a admiração pelo talento dos colegas são o principal diferencial das equipes vitoriosas e dos líderes de sucesso.

Ressaltou que uma empresa como a Juniper Networks dispunha de talentos brilhantes, mas o mesmo ocorria em muitas outras empresas concorrentes. Disse que o elemento que diferenciava a Juniper das demais era como as equipes trabalhavam juntas para resolver os problemas. E essa capacidade era algo que precisava ser desenvolvido por uma liderança que fosse respeitosa.

Como vimos, compaixão não é apenas ser "simpático". No local de trabalho, ela pode assumir várias formas, mas em seu cerne está a noção de que a perspectiva da outra pessoa é, no mínimo, válida; melhor ainda, é igual, ou essencial, à análise autocentrada de uma situação. O crescimento da outra pessoa, seus sentimentos, suas necessidades, tudo opera conjuntamente quando interagimos com ela ou participamos de outras situações que direta ou indiretamente a afetam. Isso nem sempre é fácil de pôr em prática e é uma das razões pelas quais a compaixão está atrelada à sabedoria. A metáfora budista tradicional é a das duas asas de um pássaro. Ambas são necessárias e são partes essenciais da atividade iluminada. É difícil saber o que é melhor para a outra pessoa, e não há nada pior do que justificar nosso mau comportamento dizendo que é para o bem dela.

O trabalho é onde passamos o nosso tempo. Se deixarmos nossos valores de lado enquanto estamos ali, não teremos como retornar a eles no final do dia, quando voltamos para casa. Nosso local de trabalho faz parte de nossa comunidade. O tipo de ambiente em que queremos viver precisa ser praticado enquanto estamos no trabalho, não apenas tendo tolerância e bons modos ou aguentando uns aos outros, mas também praticando respeito e compreensão. Para isso, precisamos encontrar maneiras concretas e viáveis de superar as diferenças com nossos colegas. Não podemos contornar isso permanecendo nos pequenos círculos em que nos sentimos confortáveis. Por definição, para realizar nosso trabalho, precisamos dar um passo além e lidar com quem nos desafia e até nos ofende. Em nossa equipe, precisamos trabalhar com membros de quem temos medo ou que temos receio de ofender.

E precisamos fazer isso não apenas para sermos bons e compassivos, mas também porque nosso trabalho precisa ser feito.

Além dos benefícios práticos da compaixão, eu diria que há um argumento maior para praticá-la no trabalho: é a coisa certa a fazer e importa para nós, como seres humanos, se não a praticamos. Independentemente do exemplo que nossa política nacional de falta de civilidade nos dê, precisamos fazer melhor, agir como gostaríamos que nossos filhos agissem. Os valores se tornam irrelevantes se não orientam nossas ações. A ética se fortalece quando a praticamos no dia a dia. Só assim estaremos prontos quando, e se, um grande momento chegar. Enquanto isso, podemos nos orgulhar da noção de que nossas pequenas ações diárias levam o mundo numa direção melhor.

A compaixão pode ser ensinada

Algumas pessoas temem que, se de repente começarem a concentrar sua compaixão nas necessidades dos outros em escala global, terão de deixar de lado suas responsabilidades para com aqueles que veem todos os dias. A compaixão por estranhos, porém, não dilui nosso amor por nossos entes queridos. Afinal de contas, não se trata de um jogo de soma zero, nem é uma dicotomia do tipo família *versus* outros. Assim como uma mãe com mais de um filho consegue amar todos eles, também podemos aprender, com a prática, a ampliar o círculo de pessoas a quem nos dedicar e oferecer compaixão a um número sempre crescente de indivíduos. Não é preciso enxergar isso como algo "oito ou oitenta"; não se trata de sermos Gandhi (ou o Dalai Lama) ou, no extremo oposto, não nos importar com ninguém.

Como as pesquisas em neurociência sugerem cada vez mais, o provérbio "O que não se usa atrofia" se aplica tanto a nossos neurônios como aos nossos músculos. O mesmo se aplica à compaixão. Qualidades como a compaixão são análogas a músculos, que, se treinados, podem se desenvolver e fortalecer.

Mas que habilidades são essas, exatamente? Aqui está uma breve visão geral de algumas habilidades que enfatizo para meus alunos quando estudamos a compaixão.

- Desenvolver a consciência de nossos sentimentos e necessidades e das necessidades dos outros.
- Desenvolver a percepção e a compreensão de como nossa mente funciona, da razão de sentirmos o que sentimos, e de como nossos padrões de pensamento se tornam histórias sobre outras pessoas e o mundo.
- Desenvolver motivação para cuidar de nós mesmos e dos outros e reduzir o sofrimento.
- Desenvolver uma atitude de aceitação/curiosidade, de não condenação e de não submissão, em relação a nós mesmos e aos outros.
- Desenvolver a habilidade de tolerar sentimentos, memórias ou situações difíceis, em vez de evitá-los.
- Não nos dar o benefício da dúvida quando percebemos nossa parcialidade; não exagerar na autocrítica.
- Desenvolver a atenção plena e usar nossa atenção para recorrer a imagens úteis e compassivas e/ou a um sentimento compassivo por nós mesmos.
- Aprender a planejar e se envolver em comportamentos compassivos que nos movam (e aos outros) na direção a nossos (ou seus) objetivos de vida para nos desenvolver.
- Ter coragem/disposição para adotar uma perspectiva compassiva, mesmo quando não nos pareça natural ou quando preferiríamos ignorá-la.

Conexão entre diferenças

Vemos e interpretamos a mesma coisa de maneiras diferentes de nosso próximo, e o que vemos e ouvimos é significativamente afetado por quem somos e pelo modo como nossa formação e nossas experiências de vida nos influenciam. Nossas diferenças ditam o modo como percebemos, interpretamos, falamos e ouvimos. As experiências de vida, a cultura do país em que fomos criados, nossa raça, gênero e etnia, tudo isso aflora em nossas conversas e as influencia. Queiramos ou não, também temos o hábito de estereotipar os outros, e isso é igualmente influenciado por nossa cultura e história pessoal. Esse uso de categorias para interpretar o mundo e estereotipar outras pessoas começa em nossa infância e não termina automaticamente quando nos tornamos adultos, mesmo se quisermos.

No entanto, sabemos que diversos locais de trabalho apresentam melhor desempenho. Segundo um estudo de 2016 realizado pela McKinsey and Company, uma empresa de consultoria em gestão global:

> *As empresas que apresentam diversidade de gênero e diversidade étnica têm probabilidade, respectivamente, 15% e 35% maior de superar aquelas que não as têm. Essa pesquisa indica que as organizações com maior diversidade racial e de gênero geram maior receita de vendas, e têm mais clientes e lucros mais altos.*
>
> *A diversidade também faz diferença no topo: a McKinsey descobriu que as empresas situadas no quartil superior de diversidade no conselho executivo tinham retornos sobre o patrimônio 53% maiores do que as do quartil inferior. Além disso, as organizações com mais mulheres em cargos executivos são mais lucrativas, de acordo com uma análise de 2016 abrangendo mais de 20.000 empresas em 91 países.[9]*

A maioria deseja relacionar-se com pessoas diferentes, mas nem sempre sabemos claramente como fazê-lo, em especial quando os estereótipos interferem ou quando temos medo de ofender inadvertidamente ou parecer ignorantes.

Cultivar compaixão **135**

Sabemos que a igualdade de gênero e de raça no local de trabalho ainda avança a passos lentos. A pesquisa "Mulheres no Local de Trabalho", de 2016,[10] revelou que nas empresas consultadas as mulheres ocupavam apenas 19% dos cargos de diretoria executiva de nível mais alto (ou seja, CEOs, CFOs e COOs). Quando as mulheres tentam negociar promoções ou aumentos, têm 30% mais probabilidade de serem vistas como prepotentes ou "agressivas". Não é de surpreender que, para cada 100 mulheres promovidas a cargos de gestão, são promovidos 130 homens. Os homens negros estão em posição semelhante, enfrentando dificuldades ainda maiores do que as mulheres brancas em alguns casos. Apenas 13% dos cargos gerenciais seniores vão para homens negros, enquanto as mulheres brancas têm 27% de participação. Quanto aos cargos de alto comando (CEOs, CFOs e COOs), os homens negros e as mulheres brancas estão mais próximos, mas aqueles detêm apenas 10% desses cargos, enquanto elas ocupam 17%. As mulheres negras vivem uma situação pior, perfazendo apenas 3% dos cargos de diretoria e 8% dos de gerência sênior. Considerando que as mulheres negras representam 38,2% da população feminina, essas estatísticas são lamentáveis.

Antes de mais nada, há obstáculos à criação da diversidade, problemas que começam antes mesmo das parcialidades no recrutamento e na contratação, cujas raízes podem ser encontradas já na época em que as crianças delineiam seus objetivos profissionais. Mesmo quando uma organização consegue de algum modo ter diversidade nas contratações, o obstáculo seguinte, que é sério e nada trivial, é criar segurança psicológica suficiente para que as pessoas se sintam à vontade para dar sua opinião e participar.

Em termos de diversidade, outra lição importante sobre atenção plena, compaixão e autocompaixão é que culturas diferentes se comunicam de maneira diversa. Trabalhando com alunos do curso Tocar-Sentir, descobri que eles têm dificuldade para não penalizar pessoas de outras culturas, mesmo que inconscientemente. Num exercício praticado numa sessão de grupo T (um grupo pequeno com apenas doze alunos) sobre a influência interpessoal, cada integrante é convidado a classificar os demais, ordenando-os segundo o grau de influência que percebe terem sobre o grupo. Repetidamente, os estudantes estrangeiros e as mulheres são colocados nas últimas posições, o que, compreensivelmente, os deixa extremamente aborrecidos.

No entanto, quando saímos do microambiente do grupo T e passamos para o mundo real, cujos padrões dominantes são marginalizar pessoas não brancas e as mulheres, torna-se um desafio reconhecer que isso não esteja ocorrendo, e mais ainda corrigir o problema. A boa notícia é que isso pode servir para ilustrar vividamente o tipo de parcialidade inconsciente com que todos precisamos lidar no mundo: temos de praticar continuamente a comunicação em comunidade, com um feedback honesto e empático. Não podemos isolar nosso eu profissional das experiências de sofrimento que os outros têm na vida real e que trazem em suas histórias pessoais. Quando somos preconceituosos, somos menos capazes de responder aos outros.

O que nos impede de ver as pessoas como merecedoras de compaixão? Em 1973, os psicólogos sociais John Darley e Daniel Batson[11] recrutaram 67 alunos do Seminário Teológico de Princeton para participar do agora clássico Estudo do Bom Samaritano, que examinava a capacidade de resposta a alguém em situação de emergência. Primeiro, os participantes preenchiam questionários de personalidade a respeito de sua religião. Em seguida, os pesquisadores faziam alguns participantes discutir possíveis empregos adequados para egressos do seminário, enquanto outros discutiam a parábola do Bom Samaritano. Mais tarde, os participantes iniciaram os procedimentos experimentais num dos edifícios e foram então instruídos a ir a outro prédio para darem continuidade à atividade. Os pesquisadores variaram o nível de urgência com que os grupos eram enviados ao outro prédio e a tarefa que executariam ao chegarem lá. Alguns participantes foram informados de que estavam atrasados para a próxima tarefa e precisavam se apressar; outros foram informados de que o assistente estava agora à disposição; e ao resto foi dito que tinham só alguns minutos, mas que

Cultivar compaixão **137**

deveriam se deslocar mesmo assim. Assim, os participantes foram levados a experimentar diferentes níveis de urgência: alto, médio ou baixo.

A caminho do prédio, encontraram um homem contorcendo-se com alguma dor física. Do total, 40% ofereceram alguma ajuda. No grupo de baixa urgência, 63% prestaram ajuda; no de média urgência, 45%; e, no de alta urgência, apenas 10% o fizeram. Alguns até passaram por cima do homem. Em suma, o grau de pressa que sentiam influiu em sua decisão de ajudar. A natureza da tarefa à qual se dirigiam (mesmo que ela consistisse em dar uma palestra sobre a parábola do Bom Samaritano) não fez diferença.

Não houve correlação entre "tipo religioso" e comportamento de ajuda. A única variável que mostrou algum efeito foi "religião como busca". Dentre os que ajudaram, aqueles que viam a religião como busca foram menos propensos a fazê-lo de modo substancial que os que obtiveram baixa pontuação nesse quesito. Uma análise subsequente revelou que isso pode não ter sido causado por diferenças religiosas reais. O primeiro requisito para a compaixão é reconhecer o sofrimento; é possível que a pessoa, por pressa ou distração, não reconheça o sofrimento. O primeiro passo, portanto, é conseguir avaliar que alguém precisa de compaixão e a merece.

Uma decisão tomada pelo Hancock Bank em Nova Orleans exemplifica como a compaixão é às vezes entendida como responsividade. Em 2005, após o furacão Katrina, as pessoas não tinham como tirar dinheiro do banco. Assim, o banco começou a distribuir notas promissórias a pessoas da comunidade, totalizando alguns milhões de dólares, para que pudessem suprir suas necessidades básicas, como água e alimentos. Isso nunca teria sido aprovado numa sala de diretoria, mas foi a coisa mais responsiva a fazer. Quando atendemos a uma necessidade, acabamos fazendo coisas que talvez não tivéssemos planejado. A grande maioria desse dinheiro foi paga de volta. Pense no espírito de engajamento cívico que isso trouxe ao banco e à comunidade. O banco não poderia ter imaginado uma campanha de relações públicas mais produtiva.

Renovar a perspectiva é a chave para a resolução (tática e também ética) de problemas, bem como para as habilidades sociais, a empatia e a superação de preconceitos conscientes e inconscientes contra quem não é de nosso grupo. Renovação de perspectiva é a capacidade de suspender nosso modo de ver para (tentar) enxergar a situação do ponto de vista da outra pessoa. Isso pode requerer a capacidade de considerar o que ela está pensando e sentindo e, em nível mais sutil, o porquê de estar pensando e sentindo dessa maneira. Muitas vezes, fazemos isso automaticamente, quando pensamos na melhor maneira de dar instruções a alguém de outra cidade (por exemplo, dando instruções mais específicas e detalhadas do que daríamos a um morador da cidade). Em outras palavras, não há uma distinção nítida entre a habilidade cognitiva de renovar perspectivas e a capacidade holística de pensar/sentir/agir tendo os outros em mente.

Em geral, desenvolvemos a capacidade de renovar nossa perspectiva por volta dos 2 anos de idade, quando descobrimos que nossa pauta (o que precisamos e queremos) não é a única que importa. As pautas de nossa mãe ou irmãos, por exemplo – sobre a comida que queremos ou os brinquedos que preferimos –, podem diferir da nossa. Essa capacidade de entender as perspectivas alheias como separadas da nossa coincide com o momento em que começamos a desenvolver a capacidade da empatia e conseguimos nos relacionar com os sentimentos e as emoções dos outros de modo significativo.

Tal como crianças pequenas, às vezes resistimos a mudar nossa perspectiva de modo a incluir as experiências das outras pessoas. No local de trabalho, o impulso para satisfazer nossas próprias vontades e necessidades pode parecer mais importante do que o dos outros. As crianças que aprendem a renovar sua perspectiva adquirem melhores habilidades sociais e de resolução de problemas do que as que não a renovam. O mesmo se aplica aos adultos: renovando nossa perspectiva, podemos motivar os outros mais efetivamente, bem como resolver problemas, colaborar e oferecer feedback produtivo. Assim podemos criar locais de trabalho com menos pontos de dor.[12]

Cultivar compaixão **139**

5

Lidando com nós mesmos

Pessoas demais supervalorizam o que não são e subestimam o que são.
– Malcolm S. Forbes

Há vários anos, depois de completar 400 dias e seis meses de um programa como parte do treinamento de professor tibetano tradicional, passei por uma fase de desastres. Eu só pensava "na tese" e estava num estágio em que muitos doutorandos melhores do que eu empacavam para sempre. Além de tentar terminar minha tese, eu tinha um filho de 1 ano, estava de luto pela morte de meu pai, e trabalhava em período integral no Centro de Compaixão de Stanford, como a primeira diretora de educação. Fiquei tão preocupada nesse período de dois anos que nem cuidei das minhas necessidades mais básicas. (Engordei perto de 22 quilos e raramente dormia mais do que cinco horas por noite.) Um dia, estava verificando e-mails no telefone enquanto ia para uma reunião de orçamento quando li uma mensagem que me fez parar no meio do caminho. Era um colega dizendo que tinha sentido minha falta na aula no dia anterior e que esperava que estivesse tudo bem.

Meu coração disparou. Abri minha agenda e, claro, eu tinha sido convidada para dar uma palestra naquela noite. E tinha esquecido completamente de ir ou de pelo menos cancelar. Meu rosto ficou vermelho e o medo da minha incompetência fundamental inundou minha mente. Eu tinha de me deslocar de bicicleta até minha reunião do outro lado do campus, e esse sentimento me perseguiu durante todo o trajeto. Como eu podia ter feito algo assim? Como isso podia ter acontecido? Como eu podia ter sido tão descuidada?

Quando saí da reunião uma hora depois e fui amamentar minha filha na minha hora de almoço, o choque inicial tinha se dissipado, mas eu ainda estava me sentindo incomodada. Foi só quando a minha irmã me ligou, durante o almoço dela no hospital em que trabalha, que a ironia e o humor da situação ficaram óbvios. Contei para ela o que tinha acontecido: que eu tinha esquecido de me apresentar para uma palestra sobre autocompaixão num curso ministrado pelo renomado especialista em perdão Fred Luskin, e tinha me recriminado a manhã inteira.

Nós rimos até ficar sem fôlego. Depois de desligar o telefone, senti certo alívio e tive a compostura de enviar um e-mail ao Fred me desculpando. (Que fique registrado que Fred respondeu e disse que entendia.)

Todos nós temos histórias como essa, de intensa mortificação, o tipo de situação em que você quer que a terra (em alguma parte do manto inferior, se não no núcleo interno) se abra magicamente para que você possa pular e sumir ali dentro, talvez para sempre. Percebi com essa experiência que aplicar a autocompaixão em contextos profissionais é uma manobra difícil e valiosa e que, se eu não conseguisse desenvolver essa habilidade, passaria o resto da minha vida (profissional e pessoal) numa infelicidade abjeta.

Na próxima vez em que dei uma aula sobre autocompaixão, levei essa experiência comigo e a compartilhei com a classe, porque uma coisa é falar sobre autocompaixão na teoria, mas outra bem diferente é praticá-la quando a merda realmente bate no ventilador.

O que é autocompaixão?

Quando falo com as pessoas sobre autocompaixão, a primeira reação delas muitas vezes é de preocupação ou descrença. Elas acham que serem gentis consigo mesmas as tornará fracas ou complacentes; acreditam que a autocrítica pode mantê-las responsáveis ou melhora seu desempenho; e se preocupam com a ideia de que abandonar o hábito da autocrítica vá, de alguma maneira, torná-las menos capazes. O que elas não sabem é que o oposto é verdade: maltratar-se e obrigar-se a seguir padrões inatingíveis muito provavelmente vai sabotar seu desempenho.

Pesquisas recentes[1] indicam que a autocrítica é capaz de fazer o prognóstico de depressão, comportamentos de evitação (como tentar evitar o fracasso), baixa autoestima, perfeccionismo (perfeccionismo mal adaptativo, aquele perfeccionismo inútil que não nos leva a um desempenho melhor, mas, em vez disso, causa vergonha e ansiedade), procrastinação e ruminação. Em última análise, a autocrítica compromete seus objetivos e sabota suas buscas, quer sejam acadêmicas, relativas à saúde, pessoais ou profissionais.

Porém as pesquisas sobre autocompaixão mostram que ela está inequivocamente correlacionada com o bem-estar mental, inclusive menos estresse, ansiedade, depressão ou perfeccionismo. Características positivas como felicidade, maior motivação, maior responsabilidade para consigo mesmo, escolhas mais saudáveis de estilo de vida e melhores relacionamentos interpessoais são todas impulsionadas pela autocompaixão. No contexto dos serviços de saúde, em que existem taxas extremamente altas de estresse e *burnout*, as pesquisas indicam a autocompaixão como uma capacidade que diminui o nível de estresse que as pessoas vivem (o estresse percebido) e, com isso, melhora a qualidade do atendimento que podem oferecer. As experiências e as emoções negativas inevitáveis da vida não desaparecem quando alguém tem autocompaixão, mas a resposta a essas emoções e experiências muda. É

Lidando com nós mesmos **143**

possível atingir um bem-estar maior ao se relacionar com esses sentimentos desconfortáveis ou negativos do que evitando-os.

A autocompaixão gera resiliência; ela torna você capaz de ser ágil e flexível, e lhe dá a capacidade de identificar problemas, aceitar feedback negativo dos outros e mudar os hábitos que não servem mais. (No jargão do Vale do Silício, ela capacita a pessoa a fazer um "pivô".) Este tipo de abertura à mudança e a resiliência diante de adversidades ajudam você a crescer, aprender, formar bons hábitos e, basicamente, ser mais bem-sucedido.

Para muitos, a ideia de que a autocompaixão pode nos tornar mais competitivos no ambiente não é natural, para dizer o mínimo. Tantas pessoas internalizaram a ideia de que a excelência é resultado não só de disciplina, mas de autoflagelação, que a ideia de ser "gentil" consigo mesmo é assustadora. Só que os estudos mostram que a meditação de autocompaixão, na verdade, aumenta a força de vontade e nossa capacidade de manter nossos objetivos de mudança de comportamento. Esse é um ponto que aprendi com minha amiga e colega do CCARE, Kelly McGonigal, que me apresentou ao tentador "Estudo Donut", de Claire Adams (Universidade Estadual da Louisiana) e Mark Leary (Universidade Duke).[2]

Nesse estudo, mulheres em idade universitária receberam primeiro um copo d'água e depois uma "comida proibida": uma de duas variedades de donuts. Todas assistiram a um vídeo sobre florestas tropicais enquanto bebiam a água e comiam o doce. Um grupo de mulheres ouviu o seguinte texto de um pesquisador: "Você pode estar se perguntando por que escolhemos donuts para usar no estudo. É porque as pessoas às vezes comem alimentos pouco saudáveis e doces enquanto assistem à TV. Achamos que seria mais parecido com o 'mundo real' se as pessoas comessem uma sobremesa ou *junk food*. Mas várias pessoas me disseram que se sentiram mal por estarem comendo donuts neste estudo, então espero que você não seja dura consigo mesma. Todo mundo come alimentos pouco saudáveis às vezes, e todos neste estudo comeram a mesma coisa, então não acho que exista motivo para você se sentir mal por causa disso. Essa pequena quantidade de comida na verdade não importa. Espere um instante, e vou entregar o questionário a você". O outro grupo de mulheres não recebeu essa orientação.

Depois, foi dito aos dois grupos de mulheres para experimentar pelo menos um doce de cada um de três potes (Reese's Peanut Butter Cups, Skittles e York Peppermint Patties) e preencher um questionário sobre seus favoritos. Elas podiam comer a quantidade de doces que quisessem enquanto preenchiam o formulário, e havia muitos doces disponíveis no laboratório. Quem você acha que comeu mais doces: as mulheres que ouviram que não deviam se sentir mal por comerem *junk food* ou as que não ouviram essa mensagem?

Provavelmente você adivinhou: as mulheres que foram compassivas consigo mesmas sobre a comida comeram menos. As que ouviram a mensagem do pesquisador comeram 28 gramas de doces em comparação com os 70 gramas consumidos pelas mulheres que não ouviram a mensagem. As que não praticaram autocompaixão comeram mais do que o dobro do que as colegas.

Não só esse estudo ilustra claramente o vínculo entre força de vontade e autocompaixão, mas também provoca algumas questões interessantes sobre o papel da autocrítica e da autocompaixão da perspectiva do gerenciamento. Quais tipos de feedback trazem os melhores resultados para os funcionários, e como os gerentes respondem melhor a problemas e falhas? Tratar um contratempo como algo normal diante de um colega ou fazer um relatório direto incentiva futuros problemas ou fornece um trampolim para falar sobre o que deu errado e como evitar que isso aconteça novamente? As pesquisas sugerem que nos saímos melhor com a segunda abordagem.

Basicamente, a autocompaixão é mais bem entendida como um subtipo de compaixão. A atitude mais saudável é aquela em que não nos excluímos de nossas preocupações, nem nos julgamos ainda mais severamente do que faríamos com nosso pior inimigo. Mas a autocompaixão não deve ser confundida com egoísmo. Não se trata de ficar tão obcecado com nossas próprias dores a ponto de excluirmos os cuidados para com os outros. Como acontece com todas as coisas importantes na vida, é preciso haver equilíbrio. Autocompaixão significa aplicar a mesma compaixão a si mesmo e aos outros, incluindo nós mesmos na equação, mas sem nos valorizar mais do que as outras pessoas. Lembre-se, a compaixão nos conecta com nossa humanidade comum. No fim das contas, somos uma pessoa num planeta de bilhões. Negar que importamos é, essencialmente, outra forma de autopreocupação.

No programa tradicional do treinamento de compaixão, a autocompaixão não era reconhecida como uma disciplina em si. A dra. Kristin Neff, da Universidade do Texas, em Austin, é a mulher-maravilha que primeiro realizou uma pesquisa empírica sobre autocompaixão e desenvolveu o instrumento que é usado no mundo todo para medi-la.[3] Neff diz que a autocompaixão é um desafio para a maioria das pessoas, como foi também um desafio para ela. A ideia de que você "tem permissão para ser gentil consigo mesmo", como Neff diz, foi uma revelação para ela. A partir desse insight, desenvolveu um programa de treinamento e um curso de oito semanas que tem beneficiado enormemente milhares de pessoas.

Sua escala de medida de autocompaixão é formada por três elementos. Primeiro, a autocompaixão é uma indicação, na atenção plena, de seu próprio sofrimento. Isso inclui reconhecer suas dores físicas, doenças, estresse, emoções difíceis, situações difíceis, pensamentos negativos, decepções, bem como a necessidade ou o desejo latente de ser saudável, ser feliz, conectar-se com os outros e ficar bem ou fazer o bem. Em segundo lugar, é a humanidade comum ou a compreensão de que seu sofrimento não significa que exista algo unicamente errado com você e com sua vida, quer dizer, faz apenas parte da condição humana. Todos nós temos dores, todos nós explodimos de tempos em tempos, todos nós somos um trabalho em andamento. Finalmente, tratar a si mesmo com gentileza elimina o impulso de se estapear o tempo todo.

Quando ensino esse tópico em ambientes de trabalho ou para veteranos com SEPT, destaco o autocoaching mais do que a autogentileza.

O autocoaching significa uma sensação mais forte do que a autogentileza; o termo "coaching" parece permitir mais espaço para erros, quando comparado a autogentileza. Isso não diminui a importância da autogentileza, mas a ideia da autogentileza pode ser aversiva para muitas pessoas e algumas vezes precisamos ser um forte partidário da responsabilidade que temos para conosco mesmos. Um dos exercícios que meus alunos acham muito poderoso é escolher uma situação em que se sintam presos e visualizar que um amigo nessa mesma situação veio pedir conselho. Na visualização, eles fazem exatamente o que fariam para ajudar o amigo, o que diriam e a atitude que teriam para com ele. Depois, digo para repetirem o processo, mas dirigindo-o para si mesmos. Sim, é artificial e estranho – e funciona como mágica. Aprender a nos instruir em meio a um sofrimento exige que fiquemos do nosso lado. Também exige um amor firme. O amor firme é uma habilidade importante de cultivar, mas ainda é amor – e diferente da autodesaprovação.

As duas flechas

Uma das histórias da sabedoria tradicional do budismo é chamada "A flecha". A história começa com o Buda perguntando a alguns monges qual a diferença entre um praticante da atenção plena e um não praticante. Os monges não respondem, mas, em vez disso, desafiam o Buda a responder à sua própria pergunta. O Buda sugere que, quando os não praticantes vivenciam uma dor, eles vão "chorar, se lamentar, bater no peito, ficar perturbados. Então, sentem duas dores: a física e a mental".

A metáfora que o Buda usa é ser alvejado não por uma, mas por duas flechas. A primeira flecha é a própria dor. Isso faz parte da vida, é inevitável. A segunda flecha é a "resistência-obsessão" que colocamos em cima dessa dor. Nós ficamos obcecados com ela, ou nos escondemos dela, nos distraímos e a evitamos a todo custo. Não há como escapar da primeira flecha; a segunda pode ser evitada. O praticante da atenção plena sente a primeira flecha, mas não a segunda.

Escolher não resistir – não evitar a dor, mas, sim, encará-la de frente – é a maneira de contornar essa flecha. Como disse um estudante: "Eu trabalho freneticamente e, quando tenho um pensamento negativo, penso em outra coisa que está dando errado ou que poderia dar errado. É como uma cascata de emoções negativas". Assim, muitas pessoas sofrem, realmente sofrem, desse tipo de atenção concentrada no que é negativo. Ao longo do dia, somos alvejados repetidamente por nossos incômodos, dores, arrependimentos, decepções, inseguranças e falhas que lançam sobre nós não só uma ou duas flechas, mas dezenas, centenas, milhares. A autocompaixão é o antídoto para esse sofrimento desnecessário. Nós ficamos estressados e queremos evitar o estresse, então nos envolvemos com uma atividade diferente ou menos importante. Ou nos "ciberdistraímos" – sim, a ciberdistração é algo pesquisado[*] – e isso custa aos empregadores bilhões de dólares em produtividade perdida.[4]

A autocompaixão exige que sejamos vulneráveis, o que é desconfortável para muitas pessoas, particularmente no ambiente de trabalho. Só que sentir-se desconfortável é uma parte necessária do crescimento pessoal e profissional. Não podemos despedir as partes de nós mesmos com que não estamos felizes. É importante acolher o desconforto de olhar para nossos erros e o que nos levou a eles. Fazer um reconhecimento real de nós mesmos exige coragem, responsabilidade e vulnerabilidade.

Muitas pessoas tendem a intelectualizar as experiências difíceis ou afastar momentos desagradáveis, usando humor ou cinismo. Mas fazer piada com eles e afastá-los não nos permite estar abertos para novas experiências e processos de pensamento que nos permitirão crescer. Como um de meus professores me disse durante um retiro quando eu tinha 19 anos, "se você não pode ser brega, não pode ser livre". E ele estava certo: se passamos nosso tempo evitando parecer ruim ou

---

[*] http://esource.dbs.ie/bitstream/handle/10788/2074/hdip_woods_f_2014.pdf?se.

molenga, não podemos expressar toda uma gama de emoções. Não podemos ser autênticos.

Para muitos de nós, nos permitir a experiência de toda a gama de emoções é um alongamento. E nos alongarmos mentalmente, como alongar o corpo, exige ir além de nossa zona de conforto e entrar num território desconhecido e mais arriscado. É preciso coragem para perceber que nossas maneiras antigas não estão funcionando. Mas nos estapear, evitar situações em que podemos parecer ruins ou compartimentalizar as emoções negativas limita nossa capacidade de autopercepção e de crescimento pessoal. Ser vulnerável não significa que você tem de deixar a cautela ou o humor do lado de fora; só significa que você se permite sentir coisas que, às vezes, são desagradáveis ou desconfortáveis. Qualquer pessoa num caminho que envolve verdade, autoconhecimento e crescimento foi desafiada, sente que não consegue ver o fim e não pode voltar ao início. Depois de ter visto algo, você não consegue deixar de ver. Quando começa a percorrer esse caminho, é difícil voltar atrás.

Existe uma história que vem sendo repetida há cerca de 30 anos entre praticantes do budismo tibetano sobre Chögyam Trungpa, a figura controversa que foi pioneira na introdução do budismo tibetano nos Estados Unidos na década de 1960. Segundo a lenda (corroborada por Judith Simmer-Brown, professora emérita de estudos contemplativos e religiosos na Universidade Naropa, e destacada professora na comunidade iniciada por Trungpa), Trungpa começou seus ensinamentos, mais de uma vez, dizendo para a multidão de hippies, usando patchuli, e reunidos em volta dele: "Se você é novo aqui, vá para casa! Porque, depois de começar neste caminho, só existe uma saída. E a saída é percorrê-lo até o fim".

Ele queria dizer que as práticas que ensinava realmente mudam nossa maneira de ver o mundo. E, então, somos convocados por essa mudança de perspectiva a realizar algum tipo de ação. Não seremos capazes de começar e, depois, descomeçar. Depois que desenvolvemos a capacidade da atenção plena, não podemos deixar de enxergar nossos padrões. A única maneira de lidar com eles, então, é retrabalhá-los, e fazer isso não é para os fracos.

A primeira flecha: encontrar a vergonha

O local de trabalho é a tempestade perfeita de vergonha. Algumas vezes isso acontece porque fizemos besteira (cometemos objetivamente um erro ou deixamos cair a peteca). Talvez eu tenha esquecido de que devia planejar um evento ou montar e enviar a pauta de uma reunião. Talvez eu tenha me esquecido de comprar um ingrediente para cozinhar ou materiais de papelaria para a sala de aula, e todos vão chegar em cinco minutos, e as coisas não estão prontas. Talvez eu tenha me esquecido de comparecer para dar uma palestra sobre autocompaixão. Existem inúmeras permutações da mortificação.

Jeanne Tsai,[5] uma professora de psicologia em Stanford e diretora do Laboratório de Cultura e Emoção, pesquisa a vergonha como uma emoção pertinente a nossa identidade e saúde mental. O foco do seu trabalho é como as influências culturais nos deixam envergonhados. Em sua pesquisa comparativa entre os contextos ocidentais e do leste da Ásia, ela percebeu que existem diferentes versões de vergonha, especificamente individuais e coletivas. A vergonha é um problema no Ocidente e no Oriente, mas por razões diferentes, que ela atribui a valores culturais diferentes. No Ocidente, Tsai constata que vivenciamos a maior vergonha quando falhamos individualmente. Em contextos do leste da Ásia, a vergonha é mais prontamente evocada quando a família ou a empresa da pessoa é decepcionada.

Embora o trabalho de Tsai ofereça um insight fascinante em relação aos diferentes tipos de vergonha que as pessoas vivenciam em diversos contextos culturais, o ensinamento mais profundo que retiro disso é que existem diversos tipos de vergonha, e que esses diferentes tipos de vergonha são evocados por circunstâncias diferentes e facetas diferentes de nós mesmos. Nós ficamos profundamente perturbados quando nos decepcionamos ou decepcionamos outras pessoas. Ao mesmo tempo, é impossível viver à altura de todas as demandas e expectativas colocadas sobre nós.

As oportunidades para os dois tipos de vergonha são abundantes, em especial no trabalho. Afinal de contas, mesmo nos ambientes profissionais mais competitivos e altamente individualistas, não podemos estar 100% concentrados apenas em nosso próprio sucesso. Se estivermos sendo pagos por nosso trabalho, por definição alguém precisa dele, o valoriza e, portanto, sua opinião sobre nós e sobre nosso trabalho é importante. O trabalho é, fundamentalmente, uma troca, e isso o torna um empreendimento social e interativo que inclui nossas necessidades e as necessidades dos outros. Temos a realidade compartilhada dos resultados objetivos mínimos, do que precisamos objetivamente entregar. Nós queremos nos sair bem, de modo a ter oportunidades para crescer, assumir mais responsabilidades e ganhar melhor, e nos sentimos envergonhados quando não cumprimos essas metas (ou quando outros progridem mais rápido do que nós).

Se trabalhamos num ambiente centrado em recompensas individuais, como bônus e promoções, estamos sendo incentivados a nos sentir envergonhados quando fazemos bobagem como indivíduos. Se trabalhamos num ambiente que enfatiza o sucesso coletivo e incentiva a equipe a vencer ou perder em conjunto, nossa atenção será dirigida para erros que afetem o sucesso do grupo. Nesse ambiente, quando falhamos com o grupo, nós nos sentimos envergonhados.

Quando estamos nos sentindo inadequados em qualquer situação, tendemos a nos comparar com os outros. Essa é uma resposta comum, mas não é útil e só serve para nos envergonhar mais. Um dos meus alunos descreveu seu hábito de se comparar com os outros com um diálogo interno que é mais ou menos assim: "Todas as outras pessoas são tão inteligentes e realizadas e sabem mesmo o que estão fazendo. Nunca terei tanto sucesso como Fulano, por mais que eu me esforce. Sou um impostor".

Embora muitas pessoas acreditem que o autojulgamento leva ao sucesso, esse tipo de autojulgamento é improdutivo. Nós igualamos a autocompaixão com disfarçar o problema em vez de resolvê-lo. Consideramos isso como fugir à responsabilidade. Afinal de contas, sentir-se envergonhado não é motivação suficiente para não cometer o mesmo erro duas vezes? Esse sentimento ruim que temos quando fazemos besteiras não é, na verdade, um lembrete visceral do que importa, algo que tem uma importante função e chama nossa atenção quando perdemos o rumo de nosso propósito? Aquela culpa corrosiva que aparece quando fazemos menos do que podemos não é um importante feedback? Não é uma bússola embutida para nos ajudar a manter o rumo?

Os locais de trabalho não existem para o nosso crescimento pessoal e para refletirmos sobre nós mesmos. Quando estamos no trabalho, nossas ações afetam outras pessoas, nossas escolhas importam. (Elas importam fora do trabalho também, mas esse não é o tópico que estamos discutindo aqui.) Uma atitude do tipo "estou aprendendo com isso e crescendo como pessoa ou realmente tendo insights sobre minha criança interna ferida", diante de uma tarefa importante, não é suficiente. Precisamos entregar resultados. Somos responsáveis diante de nossos colegas e clientes, diante da nossa missão, e temos de produzir um trabalho à altura dos padrões compartilhados. Então, não é apropriado nos sentirmos mal quando estragamos tudo?

Existe uma distinção clara e útil entre culpa e vergonha. A culpa, mesmo desagradável, pode nos ajudar a prestar atenção a uma transgressão ou a um compromisso que não atendemos, o que idealmente pode levar ao reparo dessas rupturas. A vergonha, por outro lado, é uma resposta emocional ao modo como nos sentimos sobre nós mesmos. Isso não é produtivo e nos mantém presos em nossa própria experiência negativa a respeito do que fizemos e atrapalha nossa capacidade de responder, aprender e reparar. A distinção entre as duas é sutil, mas importante; com intenção e consciência, porém, podemos identificar quando passamos de uma autorreflexão produtiva para a camada extra da autopreocupação.

O outro lado da moeda da culpa (que prefiro chamar de remorso) entra em jogo quando funciona como uma bússola moral. O remorso é produtivo quando funciona como um indicador de que algo está errado. Isso evita que percamos de vista os nossos compromissos e valores, nossa intenção e nosso propósito, e expõe aqueles momentos em que nossa integridade foi rompida, permitindo que a restauremos conosco e com os outros. O remorso indica que existe um problema.

O remorso é também o coaching que podemos oferecer a nós mesmos quando não fazemos o melhor que podemos. Ele desperta o que minha mestra Lama Willa chama de "nosso eu pra valer", a parte de nós que se desvencilha das nossas desculpas e faz o que precisa ser feito. Como o treinador de um time esportivo faz uma preleção preparatória antes de um grande jogo, isso pode ser um forte empurrão, mas é um apoio e, em última instância, motivacional. O treinador nessa analogia nos leva a fazer o que precisa ser feito como uma expressão do nosso propósito mais elevado. Ele é corporificado em muitas tradições de sabedoria como um guerreiro espiritual, o arquétipo que se apresenta e faz até as coisas mais desafiadoras para tornar o mundo um lugar melhor.

Quando prestamos atenção plena, podemos nos lembrar de que temos a capacidade de sentir ou pensar algo sem nos identificar com ela. Nós podemos sentir que fizemos algo malfeito, por exemplo, mas isso não significa que *nós* somos ruins. Também podemos nos lembrar de que a abertura para sentir a fisgada do feedback ou da crítica construtiva faz parte do processo de crescer, de corporificar uma mentalidade de crescimento. A compaixão nos lembra de que esses são sentimentos que as pessoas de toda parte têm quando recebem um feedback difícil e que, como elas, nós estamos à altura da tarefa de ficarmos firmes e passar pela situação. E, conforme vamos melhorando em nossa prática dessas habilidades e ficamos mais sensatos e mais capazes, teremos mais facilidade para fazer isso – sem mencionar que seremos mais capazes de apoiar as pessoas que nos rodeiam para fazerem o mesmo. Com a abertura para sentir desconforto, podemos aceitar que as coisas não são perfeitas, mas podem ser aprimoradas. Tudo isso começa com uma avaliação honesta do que não está funcionando. E é precisamente isso que a autocompaixão como posicionamento, como prática, pode ser tão efetiva para abordar.

A segunda flecha: roteiros negativos

Minha empresa vai fracassar. Sou uma vergonha total.

Tantas pessoas tentaram fazer a mesma coisa que estou tentando fazer e fracassaram. Por que eu teria sucesso?

Não sou inteligente o bastante para isso!

Como posso ter sido tão idiota?

Como você se sentiu ao ler os comentários acima? Você se identificou com algum deles? Se isso aconteceu, então você já está familiarizado com a pinicada da segunda flecha. Sentimentos como esses muitas vezes passam pela nossa cabeça quando nos sentimos inadequados ou nervosos. Quando eles se transformam em circuitos repetitivos de pensamento, quando ficamos presos em sua falta de lógica circular, os psicólogos os chamam de "roteiros". Desde muito jovens, internalizamos esses roteiros das pessoas influentes em nossa família (pais, irmãos) e comunidades (professores, amigos). Então, passamos a vida repetindo-os para nós mesmos, sem parar para pensar de onde se originaram. Na maior parte do tempo, nós nem mesmo percebemos que estamos fazendo isso.

De várias maneiras, esse impulso para se voltar para dentro quando as coisas dão errado é algo útil, ao concentrar nossa atenção naquilo que deu errado. O problema é que os roteiros negativos não nos ajudam a ver nós mesmos ou o problema de uma perspectiva que leve a soluções ou melhoras. Uma situação ruim não ficará nem um pouco melhor se ficarmos nos xingando. Estapear-nos é diferente de nos guiar construtivamente para entender o que deu errado a fim de resolver o problema (ou aliviar seus efeitos) e, depois, evitar repetir o mesmo erro no futuro.

A boa notícia é que, quando percebemos que estamos repetindo um roteiro, temos a opção de reescrevê-lo. Isso leva tempo e pede paciência e prática: não acontece de uma hora para outra. Ainda assim, é um esforço que vale muito porque, senão, o risco é de continuar repetindo os roteiros negativos e destrutivos muitas e muitas vezes, como a trilha sonora ruim de nossa vida.

FAÇA ISTO: MOMENTO ACELERADOR

Reescrevendo o roteiro

Muitas pessoas não percebem os circuitos repetitivos de sua mente. Esses roteiros estão ativos há tanto tempo que já se acostumaram a eles e deixaram de notar sua atuação. Da próxima vez que você topar com algo estressante, pare por um momento e repare aonde sua mente vai. Observe os pensamentos e as crenças que surgem e continuam a se repetir. Isole esse circuito e crie outra história que você vai contar a si mesmo quando encontrar um desafio similar – mude o roteiro! – e pratique lembrar dessa nova história quando se sentir frustrado, envergonhado ou desafiado por uma situação.

Quando o roteiro negativo começa a agir, é difícil pensar com clareza. Em vez de nos guiar para passar pelo momento, algumas vezes procuramos um amigo de confiança, irmão, colega, coach de vida, terapeuta, esposa ou marido, pai ou mãe para nos incentivar. Essa é uma reação natural e, em parte, um desejo lógico de nos conectar com aqueles que nos são próximos e receber apoio deles. O problema é que essas outras pessoas nem sempre estão disponíveis quando precisamos delas, e, se as procurarmos demais, nós nos tornamos um aborrecimento para elas. Pode ser também, como é o caso algumas vezes, que nos ofereçam o tipo errado de apoio, o que nos deixa ainda mais frustrados, com elas e conosco. A realidade é que, mesmo que tenhamos

Lidando com nós mesmos **155**

uma boa rede de apoio que oferece bons conselhos, no fim das contas, somos nós que precisamos agir conforme os conselhos. E, quanto mais dependemos da orientação ou do incentivo dos outros, menos capazes somos de cultivar resiliência e desenvolver novas habilidades.

Algumas vezes, a voz negativa em nossa cabeça fala tão alto que só queremos nos esconder. Confiar em alguém parece arriscado e aumenta nossa vergonha, então nos isolamos, com medo de provar para nós mesmos e para o mundo que nossos piores receios a nosso respeito são realmente verdadeiros. A fim de fugir da vergonha podemos tirar um dia de licença, evitar as pessoas afetadas por nosso problema ou até mesmo trocar de emprego. Esse é um problema tão grande que os Centros para Controle e Prevenção de Doenças* o considera um risco de saúde. Na verdade, em 2015, o CDC relatou que "as perdas de produtividade ligadas ao absenteísmo custam aos empregadores 225,8 bilhões de dólares por ano nos Estados Unidos ou 1.685 dólares por empregado".[6]

Embutida nesse desejo de nos esconder está uma resposta lógica e adaptativa: o impulso para encontrar espaço a fim de nos aliviar e recompor. Isso é diferente de se esconder para evitar os sentimentos difíceis e as possíveis consequências do erro, ou de tentar encobrir o problema em vez de resolvê-lo. Paradoxalmente, porém, quando evitamos a situação para fazê-la desaparecer, na verdade aumentamos a gravidade percebida do problema. Em algum momento, teremos de voltar ao batente e, se o problema for com uma dinâmica interpessoal desagradável, isso acontecerá também no nosso próximo trabalho.

Mesmo que não estejamos fisicamente escondidos, podemos nos desligar mentalmente. Estamos no trabalho, mas não nos importamos; não estamos envolvidos com o resultado. Fazemos o que é preciso ou vivemos nossa vida mirando o futuro, esperando que cheguem as próximas férias, ignorando o dia a dia e as pessoas que nos rodeiam. Pode ser tentador nos tornar indiferentes às pessoas e aos acontecimentos à

---

* *Centers for Disease Control and Prevention.*

nossa volta, dizendo a nós mesmos que não nos importamos, mas isso não só atrapalha nosso desempenho como também diminui a experiência da nossa própria vida. Nós nos desligamos no trabalho, mas depois não conseguimos deixar de nos desligar quando chegamos em casa. A ambivalência nos segue.

A primeira flecha: sentir-se sobrecarregado

A sobrecarga é um problema doloroso e onipresente no local de trabalho e, muitas vezes, vem acompanhada pela vergonha. Há muitas causas para a sobrecarga: podemos nos sentir assim quando não terminamos o que se esperava que fizéssemos e agora isso virá à tona. Ou fizemos a tarefa, mas foi um trabalho malfeito. Ou podemos nos sentir sobrecarregados ao antecipar um momento em que as tarefas se acumularão. Ou porque a vida interferiu no trabalho: temos um prazo a cumprir, e nossa mãe ou esposa ficou doente. Ou a combinação de vida e trabalho e todos os milhões de coisas que precisam ser feitas nos dois domínios, e o fato de que existe um limite de horas no dia para cuidar das duas áreas.

Embora não possamos mudar o número de demandas sobre o nosso tempo, podemos mudar o modo como respondemos a esse sentimento de sobrecarga. E essa resposta pode determinar quanta dor a mais vivenciamos e quanto isso nos debilita.

A segunda flecha: acúmulo de tarefas

Muitas pessoas se esforçam para fazer as coisas mais importantes para elas. Não conseguindo enfrentar a soma total das demandas, ficam paralisadas ou se concentram nas menos importantes. Escrevemos um e-mail quando devíamos estar escrevendo um relatório. Reclamamos em vez de simplesmente fazer nosso trabalho. Existem muitas maneiras de piorar as coisas com um comportamento inútil.

Por exemplo, você está a poucos dias de um prazo importante que não pode ser adiado. Você não está pronto e não está nem no meio do caminho. E agora? Quando estamos sobrecarregados por tudo que temos a fazer, pode ser tentador fazer muitas tarefas ao mesmo tempo. No entanto, como é impossível fazer bem mais de uma coisa por vez, acabamos alternando as tarefas e sendo incrivelmente improdutivos. Os custos de alternar tarefas são enormes e a produtividade se torna minúscula. Estamos tentando fazer tudo e fazemos tudo pela metade.

Nós também nos sabotamos ao reclamar, repetindo várias vezes como estamos ocupados. Alguém nos convida para tomar um café ou dar uma caminhada, e começamos a reclamar do tamanho enorme da nossa lista de coisas a fazer. Normalmente, isso só nos deixa pior e mais estressados. A outra pessoa também não gosta disso. O fato é que reclamar da nossa situação para os outros, ou conosco mesmos, basicamente usa toda a "largura de banda" que poderíamos usar para fazer alguma coisa. Ficar obcecado com o problema nos deixa não só neuróticos, mas voltados apenas para nós, o que provoca uma sensação péssima e afasta os outros. Isso pode nos levar a uma confusão frenética, ansiosa e neurótica. Algumas vezes, acabamos repetindo nossos problemas até ficarmos empacados na depressão.

Quando nos sentimos sobrecarregados, muitas vezes começamos a imaginar situações na "pior das hipóteses". O termo técnico para isso é "pensamento catastrófico" e é uma ótima expressão para se ter em mente. Isso vai um passo além da preocupação. Como diz o clichê, começamos a rezar por aquilo que não queremos que aconteça. Quando sentimos que o tempo é escasso, logicamente tentamos cortar excessos, deixando de lado os cuidados básicos conosco para abrir tempo. Tendemos a dormir menos quando estamos sobrecarregados. Muitos vão menos à academia e se alimentam pior. Não gastamos o minuto que demora para colocar nosso almoço numa vasilha e comemos direto da embalagem do delivery para "economizar tempo".

Também fazemos coisas para nos aliviar que parecem boas no momento, mas que na verdade não nos fazem sentir melhor. É aqui que entra a antiga tradição do drinque depois do trabalho. Escolhemos algo que achamos que vai nos aliviar, mas que na verdade piora nossa situação no longo prazo.

O que funciona: praticar a autocompaixão

Todos buscam maneiras de fazer a vida funcionar, mesmo que passem o dia de modos muito diferentes, desempenhando diferentes papéis. Todos trabalham desejando prover para si mesmos e para a família, sentir-se valorizados, sentir que seu trabalho importa. Querem evitar doenças e não querem que seus entes queridos fiquem doentes. Em resumo, como seres humanos, compartilhamos dilemas.

Identificar nossos dilemas compartilhados é o oposto de isolamento, absorção em si mesmo, autoflagelação e dependência disfuncional de outras pessoas. Trata-se de reconhecer que por baixo de todas as diferenças entre as pessoas existem também semelhanças importantes. Escolher valer-se dessa atitude dos dilemas compartilhados nos impede de nos sentirmos isolados ou dotados de falhas únicas. Em vez de ver nossos erros como evidência de que os roteiros negativos são verdadeiros, podemos vê-los como aquilo que nos torna humanos. Podemos enfrentar nossos erros reconhecendo que, sim, cometemos erros, mas os outros também cometem. Podemos aceitar a responsabilidade. Podemos reconhecer. Podemos resolver os problemas. Podemos nos desculpar. Mas não precisamos nos esconder porque sabemos que as outras pessoas podem se identificar. Elas também se esqueceram de um compromisso, foram excluídas, perderam um cliente: elas também vivenciaram coisas assim. Bem-vindo ao clube.

Um modo de praticar a autocompaixão é encontrar técnicas de alívio físico que funcionem para você. Quando envergonhado ou sobrecarregado, você pode se ancorar no seu corpo de um jeito que não só conforte sua mente, mas ajude a controlar sua resposta física ao estresse. Como estamos presentes no corpo, esse é o antídoto contra ficar girando em falso.

Existem muitas maneiras de fazer isso, mas uma estratégia recomendada por Kristin Neff é colocar a mão no coração enquanto você diz uma frase de autocompaixão. Essas frases, que são o oposto dos roteiros negativos que costumam tomar nossa mente em momentos de estresse, reconhecem nosso sofrimento sem culpa ou recriminação. Experimente frases de autocompaixão como:

Este é um momento de sofrimento.
O sofrimento faz parte da vida.
Que eu possa ser gentil comigo mesmo.
Que eu possa dar a mim mesmo a compaixão de que preciso.

Se você não estiver preparado para "sair por aí" com uma mão sobre o coração, encontre outro lembrete que funcione para você. Seja qual for o método que escolher, seja amigo de si mesmo. Literalmente *esteja presente* para si mesmo assim como estaria para um amigo. Algumas pessoas acham que se imaginar como uma criança pode despertar mais naturalmente a gentileza consigo mesmas do que pensar no adulto que são hoje.

Experimente usar suas próprias palavras e seu próprio processo. Interrompa o circuito mental negativo ao descobrir algo físico que seja um cuidado para você. Isso pode significar fazer um ótimo exercício físico na hora do almoço, dar uma caminhada rápida, ter um suéter confortável em sua mesa para se agasalhar, ou se acalmar com uma boa xícara de chá. Pode ser tão simples quanto colocar os fones de ouvido e ouvir suas músicas favoritas no Spotify – qualquer coisa que lhe traga conforto e represente um cuidado consigo mesmo.

FAÇA ISTO: AUTOCOMPAIXÃO

Praticar a autocompaixão é tão importante quanto praticar compaixão com os outros. Quando cultivar a autocompaixão parecer um desafio, experimente as seguintes abordagens:

1. **Use o horário do almoço como um ato de autocuidado.** Quando comer, preste atenção por um momento nessa nutrição que está se oferecendo. Você pode escolher algo para comer que o faça se sentir bem. Bônus: as pesquisas mostram que, quando você faz uma escolha alimentar saudável, notar os sentimentos positivos que isso desperta serve para reforçar tal comportamento, tornando mais provável que você faça escolhas saudáveis na próxima refeição.

2. **Lembre que todos nós sentimos que somos uma fraude.** Quando você estiver no modo de autorreprovação, xingando-se, dizendo que não consegue fazer nada direito e, de modo geral, sendo um torturador de si mesmo, lembre-se de que a maioria das pessoas sofre com a "síndrome do impostor" – o sentimento de que estamos só fingindo, de que não pertencemos realmente, de que seremos descobertos, de que nossa verdadeira inadequação vai se tornar óbvia para as pessoas que nos rodeiam. O fato é que todos com quem você trabalha experimentam alguma dúvida quanto a si mesmos, ainda que pareçam muito autoconfiantes. Essa é a condição humana. E esses são apenas pensamentos, então você não tem de acreditar neles.

3. **Seja um amigo para si mesmo.** Por mais brega que possa soar, esse é um truque que meus alunos da escola de administração acharam incrivelmente úteis. Quando você notar que está sendo duro consigo mesmo por causa de um problema, imagine que um amigo o procura com o mesmo problema. Como você responderia? Como ofereceria ajuda? O que você faria?

Lidando com nós mesmos **161**

Como olharia para seu amigo? Agora tente dar essas respostas a si mesmo.

4. **Peça ajuda.** Muitos de nós ficamos presos na ideia de que precisamos "ser profissionais", o que entendemos como ser estoicos e lidar com tudo sozinhos. Nesta atitude, não pensamos em pedir gentileza, nem validação. Na verdade, nós provavelmente não as aceitaríamos. Com o tempo, porém, essa atitude de "eu dou um jeito" começa a enfraquecer, e percebemos que não podemos fazer nosso trabalho sozinhos. Experimente dar a alguém a chance de ajudar você. Se essa for uma ideia completamente estranha para você, então sugiro que você faça isso ainda mais. As pessoas *gostam* de ajudar! Pense em como você se sente quando ajuda outras pessoas. Ajudar as pessoas nos faz sentir bem e conectados com os outros. Então, em vez de responder automaticamente "Não, obrigado" ou "Está tudo bem" quando alguém oferece alguma ajuda, tente dizer "sim". Foi preciso que eu tivesse meu terceiro filho para permitir que uma amiga fizesse uma lista de entrega de refeições, porque eu não queria pedir ajuda. Essa foi uma experiência reveladora para mim e, quando voltei ao trabalho, descobri que era mais capaz de pedir ajuda quando me sentia sobrecarregada pelas tarefas, como montar o laboratório de notebooks para a minha aula. Nesse caso, uma assistente administrativa se prontificou alegremente e gostou do processo, enquanto eu estava aterrorizada por ter de imprimir adesivos e descobrir como afixá-los, sem mencionar o tempo que isso levaria e que eu não tinha.

Autocompaixão e autoestima

Encontrei Kristin Neff pela primeira vez quando fui convidada a dar uma palestra com ela e com Kelly McGonigal, da CCARE, para o Simpósio de Mães de Palo Alto. Neff começou sua jornada de pesquisa concentrando-se na autoestima quando ainda era uma jovem doutoranda na UC Berkeley, e descobriu que, apesar de sua popularidade, a autoestima não estava à altura de sua fama. No decorrer dos anos, os psicólogos – começando por Albert Bandura, de Stanford, em sua pesquisa na década de 1960 – desenvolveram algo que chamaram de aprendizagem observacional ou teoria da aprendizagem social. Eram realizados experimentos em que as crianças imitavam o comportamento de outra pessoa e depois se avaliavam com base em como se saíam na comparação. Em resumo, a autoestima era considerada um julgamento sumário de quanto a pessoa era valiosa. Mais especificamente, esse valor era relacional: eu acho que sou bom, se sou melhor do que você. Por décadas, a autoestima foi considerada um indicador crucial do bem-estar em crianças e um objetivo central nas estratégias de educação e de criação de filhos. Mas a pesquisa de Neff em 2003 revelou que a autoestima não era a bala de prata que muitos acreditavam e que, na verdade, esse pressuposto central de nossos sistemas educacionais podia fazer mais mal do que bem.

Vamos avançar para o que agora é entendido como uma epidemia de narcisismo nas gerações que foram mais concentradamente doutrinadas com a autoestima. Da década de 1980 até 2009, o índice de narcisismo entre alunos universitários aumentou 30%.[7] O narcisismo é um distúrbio da preocupação consigo mesmo, por meio do qual o mundo é visto a partir de uma perspectiva referenciada em si mesmo que não inclui os outros. Os estudantes narcisistas se concentram não em aprender, mas em como são percebidos, e em se sentir bem consigo mesmos apenas quando se comparam favoravelmente em relação aos outros. Estão presos num estado de competição e se veem de fora. Quando por acaso se encontram rodeados por pessoas que estão no mesmo nível (na escola, no trabalho), não têm ideia de como existir. Todo o seu senso de eu é construído para ser o melhor, mas eles não são mais os melhores (se é que alguma vez foram). Por isso, têm dificuldade para se conectar com os outros e colaborar com eles.

A identidade baseada na autoestima – que acredita que "só posso ser feliz se for o único bom dentre todos e, na verdade, melhor do que os outros" – nos segue da infância até a faculdade e, por fim, o trabalho e nossos relacionamentos adultos. Nós nos encontramos na posição insustentável de sermos ameaçados por nossos amigos, por outros membros da equipe e pelos colegas. O sucesso é entendido no contexto de um jogo de soma zero. Não queremos incluir as pessoas mais talentosas; elas poderiam nos superar. Tendemos mais a esfaqueá-las pelas costas do que a andar ao lado delas. Essa perspectiva não leva a redes sociais fortes, nem ao sucesso colaborativo, que é o alicerce da inovação. E também não é benéfica para a saúde psicológica: segundo a psicologia atual, a comparação social é basicamente uma das rotas mais rápidas para o sofrimento. Se considerarmos alguém como mais bem-sucedido do que nós, mais inteligente, mais rico ou "melhor" de alguma maneira, isso nos deixará infelizes, sentindo que somos "menos do que". Quando nos comparamos com os outros, não podemos vencer. Quando estamos na frente, em nossa própria mente, agimos como idiotas e ficamos isolados. Quando estamos atrás, nos sentimos mal e somos isolados também.

A inevitabilidade de "não ser mais o melhor" é um problema bem conhecido em Stanford. Os alunos aqui só entram porque eram os melhores no lugar de onde vêm. Mas aqui estão rodeados por outras pessoas que também eram as melhores. Eles não podem mais ser *todos* o melhor, mas, por outro lado, não têm ideia de como lidar com a vida ou consigo mesmos a não ser sendo o melhor. Então, sentem-se infelizes, mas pressionados a fingir que tudo está bem. Isso muitas vezes é descrito como a "síndrome do pato": deslizar com aparente facilidade na superfície enquanto bate os pés furiosamente para permanecer à tona. E parte do que alimenta o bater furioso de pés é a vergonha e o autojulgamento sob a superfície.*

---

* Mais detalhes sobre a diferença entre narcisismo e autoestima: https://leahweissphd.com/narcissim-vs-self-esteem/.

Quando abordamos a autoestima e a autocompaixão em meu curso, um de meus alunos escreveu sobre suas experiências num ensaio de reflexão:

Na minha experiência no trabalho, as pessoas geralmente enfatizam mais a autoestima do que a autocompaixão. Acho que isso é o resultado de diversos fatores. Primeiro, o local de trabalho costuma ser um ambiente competitivo. Há um número finito de promoções que podem ser feitas, ou um conjunto finito de bônus a serem distribuídos. Assim, os gerentes e os funcionários preferem usar estruturas individualistas que ajudam a diferenciá-los de seus pares.

Em segundo lugar, parece empiricamente que as pessoas com autoestima elevada têm mais probabilidade de serem líderes. Os colegas sentem que um indivíduo pensa bem de si mesmo e ficam interessados em conseguir a validação daquela pessoa. Por outro lado, as pessoas que praticam a autocompaixão são menos visíveis no local de trabalho. O fato de serem menos visíveis torna mais difícil para os gerentes e outros colegas encontrar rapidamente esse atributo de "liderança".

Embora esse aluno observe que a autoestima parece ser mais valorizada no local de trabalho, praticar a autocompaixão não torna os trabalhadores invisíveis. Ela não nos deixa cegos para nossas falhas, nem nos faz evitar as áreas em que mais precisamos nos desenvolver. Na verdade, como as pesquisas têm demonstrado repetidamente, a autocompaixão não leva a uma vida de complacência, mas nos torna menos centrados em nós mesmos e mais capazes de cooperar e aprender com os outros e de liderá-los.

6

A sabedoria das emoções

Entre o estímulo e a resposta existe um espaço. Nesse espaço está nosso poder de escolha da nossa resposta. Em nossa resposta situam-se nosso crescimento e nossa liberdade.

— Viktor E. Frankl, *O homem em busca de sentido*[1]

Um aluno meu, a quem chamarei de John, me contou a seguinte história depois da aula certo dia, quando estávamos discutindo a perda da calma no trabalho. Ele disse que sua maior perda de controle no trabalho em todos os tempos acontecera há alguns anos, quando estava no telefone com seu sócio, que tinha sido encarregado das operações por alguns dias enquanto ele estava de férias. Quando seu sócio ligou para falar sobre um grande problema que tinha acontecido, admitiu John, "eu imediatamente atribuí o problema ao descuido e preguiça por parte dele. Fiquei mais bravo do que nunca e disse algumas coisas muito ofensivas a ele, e isso foi essencialmente o fim de nosso relacionamento profissional".

Na verdade, John estava se sentindo desconfortável com a direção da empresa já há algum tempo e tinha sérias preocupações sobre a ética de trabalho de seu sócio. No entanto, em vez de lidar com essas emoções quando elas aconteceram, ele as suprimiu, deixando que explodissem apenas quando surgiu uma situação difícil. Como disse na aula, ele percebeu em retrospecto que isso era algo que ele sempre fazia com as emoções desconfortáveis. Ele as suprimia ou não dava atenção a elas, e disse: "Acho que essa explosão está ligada à minha tendência para suprimir minhas emoções na vida, mas especialmente no trabalho. Revendo aquela experiência, [vi que] se tivesse me permitido vivenciar totalmente o meu medo e minha raiva quando esses sentimentos aconteceram, e sido curioso e questionasse a causa desses sentimentos, eu teria sido capaz de lidar com o problema subjacente com meu sócio muito antes".

Acontece que o sócio de John estava lutando com uma depressão, mas, em vez de ser compassivo com ele e dar atenção aos sentimentos dele, John deixou a situação chegar a um ponto além da recuperação, o que não foi bom para ninguém. Ele sentia que, se tivesse melhores habilidades de regulação de suas emoções, teria ao menos conseguido salvar o relacionamento pessoal e dar ao sócio o apoio emocional de que ele precisava na época.

John não é a única pessoa que já "surtou" no trabalho. Tenho uma amiga que, depois de meses aguentando um chefe abusivo, finalmente estourou numa reunião, na frente de toda a equipe, quando ele gritou com ela mais uma vez. Depois, tem aquele famoso voo do JetBlue em que a comissária, depois de um dia especialmente ruim, xingou os passageiros, abriu a porta da saída de emergência enquanto o avião ainda estava na pista e escorregou para fora.[2] Tem o jogador de beisebol que dá um soco na parede no vestiário depois de um jogo ruim e, em consequência, perde o uso do braço com que arremessava a bola. Para cada situação de trabalho, existe um exemplo de alguém perdendo a calma.

Existem pontos dolorosos demais no trabalho para citar todos. Raiva, ciúmes, escassez, preocupação, medo, distração ou falta de concentração, tédio, estresse, paranoia, ansiedade, sentir-se sobrecarregado – a lista não tem fim. Normalmente, "surtar" no trabalho envolve

168 O trabalho como deve ser

alguma forma de explosão emocional – gritar, chorar, bater portas, sair de um recinto pisando duro –, embora, em casos extremos, a ação seja mais disruptiva. (Abrir a porta da saída de emergência de um avião é um exemplo dessa categoria.) O problema de "surtar" é que, embora forneça uma liberação momentânea da tensão, muitas vezes causa consequências de longo prazo, como ser demitido, ser advertido formalmente, prejudicar sua credibilidade com os colegas ou subordinados diretos, ou perder um cliente importante. E, é claro, em exemplos extremos, pode chegar à violência.

De modo geral, quanto mais uma emoção difícil ou negativa for rotineiramente suprimida, mais provável será que essa emoção emerja de modo explosivo. Assim, surge a pergunta: por que suprimimos nossas emoções no trabalho?

Dentro da fenda

Podemos pensar que expressar nossos sentimentos em alguns contextos é uma virtude, e que tudo bem sermos vulneráveis ou perdermos a calma de vez em quando em casa ou com amigos, mas quase todos nós já recebemos há muito tempo a mensagem de que reações emocionais sem filtro são inaceitáveis no trabalho. Não precisamos pesquisar para saber que não devemos gritar com o chefe, sair brigando de uma reunião com a equipe, emudecer de ansiedade no meio de uma apresentação, ou chorar em qualquer lugar que não seja a cabine trancada no banheiro.

No local de trabalho, onde surtar não é uma opção viável, a supressão emocional é a principal barreira entre nós e nosso propósito. Nós igualamos profissionalismo e liderança à supressão emocional e não vemos problema nisso (apenas o fato de ser um desafio manter a compostura num dia especialmente estressante). Pensamos que a produtividade, o profissionalismo e o respeito dependem de projetarmos um ar de neutralidade emocional, e que depende de nós nos escondermos ou negar nossos sentimentos no trabalho. Pensamos que os sentimentos são o problema e tentamos nos livrar deles ou ignorá-los completamente, sem perceber quantos de nossos recursos mentais são queimados nesse esforço. E o esforço é infrutífero. Pensamos que abafar nossos sentimentos é o melhor caminho, e o único, para nos sair bem no trabalho, mas, quando fazemos isso, bloqueamos o acesso a uma fonte vital de informações: nossas emoções.

James Gross,[3] o padrinho da psicologia das emoções e um professor sênior em Stanford, foi um pioneiro no campo da regulação das emoções, antes que esse fosse realmente um campo. Sua pesquisa demonstrou muito claramente que, quanto mais tentamos contornar nossas emoções, pior ficamos. Evitação, ruminação e supressão se correlacionam com mais ansiedade e depressão, emoções negativas, menos memória de trabalho, mais estresse, sentimentos diminuídos de autenticidade e uma capacidade pior de fazer testes. As pessoas que empregam estratégias supressivas para lidar com seus sentimentos também parecem ser menos agradáveis aos outros.

Existe uma razão pela qual nossas emoções persistem com tanta teimosia apesar de nossas repetidas tentativas de extingui-las ou ignorá-las: precisamos delas para nossa sobrevivência. Nós somos por natureza criaturas emocionais. No decorrer dos milênios de nossa evolução como seres sociais, os sentimentos foram codificados em nosso DNA. Não se trata de um acréscimo, mas sim uma parte central da nossa estrutura como seres humanos. Somos criaturas sociais e temos uma capacidade incrível de internalizar normas sociais (o modo como nossas ações serão interpretadas pelos outros). Em nossas próprias reações emocionais, podemos obter informações rápidas e eficientes sobre o que funcionará com os membros de nossa tribo (ou equipe de trabalho). Nossa capacidade de registrar eficientemente as normas do grupo em nossa própria experiência é o benefício que nossa vida interior, emocional, nos oferece. Segundo Gross, a razão básica de nossas emoções existirem é nos motivar à ação. Podemos pensar em nossas emoções como sinais de alarme que nos alertam para dar atenção às coisas que são importantes para nós. Nosso sistema de resposta emocional é um mecanismo biologicamente baseado e muito evoluído de reunir informações sobre nosso ambiente. Essa informação nos permite ver mais claramente nossas metas e necessidades numa determinada situação.

Por exemplo, emoções difíceis como raiva ou ciúmes são sinais de que nos importamos com algo. É como diz o clichê: nós não brigamos com alguém com quem não me importamos. O mesmo princípio se aplica quando nos sentimos irracionalmente incomodados com alguém no trabalho. Quando um colega está nos deixando loucos, podemos assumir a perspectiva de que estamos incomodados porque nos importamos com o trabalho. Isso é bom.

Quando sabemos ouvir nossas emoções, podemos ver que não são um problema que precisamos resolver. Em vez disso, elas são nossa fonte mais profunda de sabedoria. Ouvi-las é uma habilidade de sobrevivência. Desligá-las prejudica nossa capacidade de funcionar. Na verdade, um dos sinais claros da síndrome de *burnout* é ficar cada vez mais desligado e cínico em nossos relacionamentos e obrigações de trabalho.

Sendo bem clara, não estou sugerindo que andemos pelo escritório dizendo a todos como nos sentimos sobre nosso dia, sobre nosso chefe ou sobre as organizações em que trabalhamos. Mas eu gostaria de sugerir que, em vez de ignorar ou suprimir nossos sentimentos no trabalho, devemos dar atenção a eles. O caminho para nosso propósito passa *pelas* nossas emoções — até mesmo (e em especial) as mais difíceis. Na tradição budista, podemos usar a metáfora da serpente presa num talo de bambu: não há como "contornar" nossas emoções. A única saída é através delas. Se, por exemplo, um colega estiver fazendo piadas que nos deixam desconfortáveis, será melhor não ignorar esse sentimento. Ignorá-los não é só prejudicial para nós, mas pode também se mostrar prejudicial aos outros.

EMOÇÕES NO TRABALHO: A LACUNA DE GÊNERO

Quando as emoções parecem atrapalhar, temos uma oportunidade interessante para investigar o que são as emoções. Segundo uma pesquisa da Kreamer com 200[4] trabalhadores norte-americanos, as mulheres relataram que sentem raiva no trabalho um pouco mais do que os homens: 51% contra 42%. Mas os homens jovens (42%) *versus* as mulheres (23%) acreditam que a raiva é uma ferramenta de gestão eficiente. Quarenta e um por cento das mulheres relataram ter chorado no ano anterior contra 9% dos homens, mas existe algo com que os dois sexos concordam: 80% dos homens e das mulheres pesquisados disseram que gostariam de ver mais emoções abertamente expressas no local de trabalho.

O que não funciona

Considerando o que sabemos pelas pesquisas, precisamos questionar a ideia de que vivemos basicamente nos centímetros superiores de nossa cabeça, e que as emoções são acréscimos que "acontecem" conosco. A atenção plena nos oferece as ferramentas para decodificar nossas emoções e chegar ao outro lado mesmo das mais difíceis. Quando cultivamos a percepção consciente, podemos aprender quais são nossos gatilhos e entender como nos regular ou nos adaptar a situações desafiadoras. Com a autocompaixão, podemos vivenciar uma emoção sem nos *tornarmos* essa emoção nem atuarmos de uma maneira da qual viremos a nos arrepender. Ao definir intenções e trabalhar com o quadro amplo da tampa da caixa em mente, podemos ouvir a sabedoria que nossas emoções têm a oferecer e tomar decisões melhores.

Quando suprimimos nossas emoções, estamos também nublando o julgamento, cegando nosso QI emocional e aumentando o estresse. Infelizmente, a perspectiva evolutiva das emoções vezes demais se resume à ideia de que nossos sentimentos, certa vez úteis no contexto dos tigres-dentes-de-sabre e de comida difícil de conseguir, não são mais adaptáveis ao mundo moderno. O conselho correspondente é lidar com nossos sentimentos como se fossem alarmes falsos. É verdade que nossas emoções nem sempre refletem a realidade objetiva, mas não deveríamos ir longe demais, no outro extremo, e ignorá-los categoricamente. Pode haver sabedoria em nossos sentimentos ainda hoje, como dicas para um comportamento adaptativo, se estivermos dispostos a buscá-los e aprender com eles.

Supressão (ou "engolir em seco")

Suprimir nossos sentimentos não funciona. Meu professor de meditação usava a metáfora de um balão. Nós somos o balão e, se suprimimos nossas emoções por um lado, elas vão se acumular em outro lugar e estourar o balão.

A supressão esgota nossa energia

Conforme explica James Gross, controle executivo é "a capacidade de inibir uma resposta dominante a fim de ativar uma resposta subdominante". Falando claramente, isso significa dar uma resposta diferente daquela que estamos mais habituados a dar. Sem a capacidade de escolher nossa resposta, não avançaremos muito na direção de nossos objetivos mais elevados e de longo prazo. Além disso, se você for como eu, poderá se distrair demais com cookies e sorvete ao longo do caminho. No entanto, é preciso muito esforço para manter uma expressão neutra, cerrar os dentes, respirar fundo e, de várias outras maneiras, manter o controle executivo, especialmente se estivermos realmente perturbados. O córtex cingulado anterior, a ínsula anterior e os gânglios basais do cérebro têm um limite! Calar nossos sentimentos menos agradáveis para que não tenhamos de senti-los cria um círculo vicioso porque esses sentimentos na verdade não desaparecem. Temos de calá-los todos os dias para mantê-los suprimidos, enquanto não fizermos nada a respeito deles. Assim, os sentimentos permanecem e o esforço continua. Poderíamos estar usando essa energia para outras coisas,

A sabedoria das emoções **173**

como buscar nosso propósito ou, pelo menos, conseguir fazer as coisas de um modo eficiente. E, com todo esse gasto de energia envolvido na supressão, ficamos com a sensação de mal estarmos à tona quando poderíamos estar nadando.

A supressão sai pela culatra

Quase todos nós temos o objetivo de nos sentir bem e progredir em direção a um propósito maior, mas emoções como medo, raiva, tristeza e ciúmes nos fazem sentir que estamos de fato regredindo. É lógico que vamos nos concentrar em nos livrar desses sentimentos desagradáveis. O paradoxo que encontramos é que isso simplesmente não funciona. O consenso das pesquisas é que lutar contra nossos sentimentos só os torna mais fortes. Tentar lutar contra um estado afetivo negativo provoca mais atividade na amígdala. Nosso cérebro lê isso como mais emoção e, portanto, gira cada vez mais depressa, até que isso se transforme num círculo vicioso e toda a dinâmica seja intensificada. A capacidade de tolerar ou aceitar nossas emoções desagradáveis ou ficar curioso com elas é a saída desse círculo.

Em primeiro lugar, segundo os psicólogos, as emoções existem porque devem induzir comportamentos. Existimos num contexto social, num ambiente, e as emoções são um modo rápido de conseguir feedback sobre como nos saímos em relação ao nosso ambiente. Falando evolutivamente, elas servem para nos apoiar com segurança. Se pudéssemos calá-las para nos sentirmos melhor, não estaríamos muito seguros. Se lembrarmos que as emoções têm o objetivo de nos ajudar a negociar melhor com nosso ambiente, não necessariamente para nos sentir bem todo o tempo, nós as veríamos de um modo diferente. Então, poderíamos aceitá-las em vez de tentar calá-las. Nós podemos e devemos usar as emoções em nosso benefício, como fazemos com o estresse: quando o entendemos como algo adaptável para o nosso corpo, ele se torna uma maneira de obter informações importantes que provocam reações úteis.

E, do mesmo modo como o estresse é ruim para o corpo, suprimir nossas emoções também é. Por exemplo, se estou bravo com um colega por me interromper no meio de uma frase, mas tento engolir minha raiva, ela vai se inflamar ainda mais. Eu posso conseguir ocultar isso durante a reunião, mas, da próxima vez em que esse colega (ou meu pai, esposa, amigo, filho) fizer algo irritante, eu vou explodir. E, como acontece com o balão, ele inevitavelmente vai explodir do outro lado.

A supressão é ruim para nossa saúde

O genoma (o conjunto completo do nosso DNA, contendo todas as informações de que precisamos para funcionar) existe fundamentalmente para nos ajudar a ser bem-sucedidos como seres humanos. De certo modo, como isso requer a regulação de nossa experiência emocional (por exemplo, fazer concessões em benefício da tribo, mesmo quando contra a nossa vontade, ou não matar nossos filhos quando eles nos deixam furiosos), o genoma humano deve carregar modelos moleculares para nos ajudar a fazer isso. Suprimir nossas emoções vai contra esses modelos e, no longo prazo, nossa vitalidade paga o preço. Estudos que abordaram a conexão entre a supressão de emoções e o risco de mortalidade mostram que suprimir as próprias emoções pode criar riscos de morte precoce, inclusive por câncer. São necessários outros trabalhos para entender melhor os mecanismos biopsicossociais desse risco e a natureza das associações entre a supressão e as diferentes formas de mortalidade.

O modo como gerenciamos as emoções positivas e as negativas também tem um papel, respectivamente na manutenção da saúde cardiovascular ou no desenvolvimento da doença cardiovascular. Suprimir nossas emoções exige um esforço psicológico e fisiológico, o que é essencialmente uma forma de estresse e leva a um desgaste geral e a maior vulnerabilidade a doenças com o tempo. Por outro lado, estudos descobriram que as estratégias alternativas baseadas em consciência para lidar com nossos sentimentos reduzem o risco de doença cardiovascular e que as próprias emoções negativas não a afetam em nenhum sentido. Em outras palavras, se podemos regular nossas emoções sem engoli-las, mas tomando consciência daquilo que elas são enquanto estão acontecendo, podemos ter o sentimento, mas não nos *deixarmos ser dominados* por ele.

A supressão prejudica os relacionamentos profissionais

O relacionamento com nossos colegas é o recurso mais valioso que temos no trabalho. Os bons relacionamentos com nossos supervisores, supervisionados e colegas contribuem para nossa produtividade e para a satisfação no trabalho. A supressão prejudica os relacionamentos de três maneiras principais. A primeira é que somos percebidos como não autênticos, o que outras tendem a levar para o lado pessoal, graças ao nosso erro fundamental de atribuição (isto é, nossa tendência a explicar o comportamento de outra pessoa com base nos fatores internos em vez de externos). Em segundo lugar, a supressão requer que nós mesmos façamos uma edição constante das nossas atitudes quando interagimos com os outros. Todas as conversas, portanto, se transformam num campo minado que ameaça acabar com o nosso disfarce, e todos os esforços que fazemos para nos segurar é uma energia que nos falta para resolver outros problemas e fazer nosso trabalho. Finalmente, não podemos nos relacionar com os altos e baixos dos outros sem reconhecer os nossos próprios, e a supressão nos deixa socialmente isolados e presos num padrão de conversa superficial: o que mais há para se conversar?

A supressão fere nossos relacionamentos pessoais

A supressão também nos nega o prazer completo dos relacionamentos próximos, separando-nos dos outros – de nossos colegas, como já dissemos, mas também de todos os demais. Quando as pessoas têm experiências hostis no trabalho, é mais provável que estejam com raiva ou retraídas quando voltarem para em casa.

176 O trabalho como deve ser

A supressão nos nega bons sentimentos

A supressão é uma estratégia sem refinamento, como pescar com rede de arrasto. No esforço de calar algumas emoções negativas, a supressão acaba pegando tudo que estiver no caminho. Assim, nós engolimos não só as emoções indesejadas, mas também perdemos nosso acesso aos sentimentos que desejamos, como alegria, receptividade, afeto e conexões com os outros.

Quando não nos importamos, não sentimos. Masse estivermos envolvidos em nosso trabalho, teremos sentimentos não só sobre o trabalho, mas também sobre todas as coisas relacionadas a ele. Esse é um sinal de engajamento. Quando vemos algo que julgamos relevante para um dos nossos objetivos, nossas redes de processamento de emoções lidam com três questões básicas: isso é bom para mim? Isso é ruim para mim? O que devo fazer a respeito disso? Então, se houver uma conversa sobre um tópico com que nos importamos durante uma reunião, estaremos mais reativos emocionalmente. Estamos em estado de alerta aumentado quanto a quem está dizendo o quê, e nossas emoções são uma das nossas ferramentas mais importantes para reunir dados importantes.

O problema é que nossas emoções, como diz a teoria evolutiva popular, podem ser mal adaptadas e levar a comportamentos mal adaptados. Podemos interpretar erroneamente uma situação, lendo um significado no comportamento de alguém sem que isso seja verdade, ou carregando uma emoção de uma interação anterior, por exemplo, entendendo errado o tom de um e-mail, o que é tão fácil de fazer, ou levando para a próxima reunião um desacordo que acabou de acontecer num telefonema. Para usar a nosso favor as informações que nos são oferecidas, precisamos intervir de algum modo entre a emoção que vivenciamos e o comportamento ao qual respondemos instintivamente. É aqui que entra a atenção plena.

Em 2014, Bill Gross[5] (sem relação com James Gross), então gerente de títulos na Pacific Investment Management Co., chegou às manchetes quando atacou dois colegas que tinham falado com a imprensa sobre sua conduta supostamente abusiva. Eles o descreveram como inconstante, autoritário e propenso a explosões emocionais. Depois que isso foi publicado, Gross tentou demiti-los. Em vez disso, como afirma no processo, *ele* foi demitido. Agora, ele os está processando e pedindo uma indenização de 200 milhões de dólares.[6]

Gross não é o primeiro alto executivo a deixar que o estresse o levasse a perder a calma. A *Harvard Business Review* mencionou o tratamento hostil que o diretor de cinema James Cameron dispensava aos funcionários. A Dish Network, de Charlie Ergen, foi considerada pela 24/7 Wall St. como "a pior empresa para se trabalhar" e o comportamento dele foi descrito como de "censuras em público". Os pesquisadores de Stanford estudaram esses "canalhas na diretoria" para entender como os conselhos deveriam responder mais efetivamente ao comportamento ruim de um CEO (o que significa que esse é um problema grande o bastante para merecer um estudo sistemático).

A atenção plena nos permite "agir" de outro modo com as emoções. Com a atenção plena, podemos, por exemplo, reconhecer a emoção da raiva antes que seja tarde demais e tenhamos feito ou dito algo de que nos arrependeremos. A atenção plena nos oferece uma pausa entre o sentimento e a ação. Nessa pequena janela, temos a oportunidade de superar essa parte de nosso legado evolutivo, que não é adequada à vida moderna, e de nos adaptar conscientemente a respostas melhores. Nós podemos reconhecer a raiva que sentimos, reconhecer seus riscos e benefícios potenciais em dada situação, compreender a informação que isso nos oferece, e usar essa informação para atuar de uma maneira que esteja de acordo com nosso propósito mais elevado. Podemos, por exemplo, usar a informação da raiva para reconhecer que estamos sendo destratados e canalizar essa energia para nos defender de modo mais assertivo. Se ficarmos mal impressionados pela maneira como um colega está sendo tratado, podemos usar essa "energia" como impulso para adotar uma posição compassiva. Ou, se reconhecermos que estamos sendo tomados pela emoção, podemos esperar que ela se dissipe antes de agir.

Com a prática, podemos nos familiarizar com nossos padrões usuais de reatividade emocional – lembre-se, a tradução da palavra tibetana para "meditação" é "familiarização", já que a prática contemplativa repetida nos familiariza conosco mesmos. Quando estamos dando atenção, podemos observar pistas, ou o que eu chamo de "dicas emocionais" que (mais uma vez, se estivermos dando atenção) nos apontam uma ameaça potencial ou uma reação *antes* que isso aconteça, de modo a responder de modo mais intencional. Essas pistas nos dão uma vantagem no trabalho do mesmo modo que no pôquer. Por exemplo, podemos notar o acúmulo da raiva conforme lemos um e-mail depreciativo de um colega que enviou cópias para toda a equipe. Quanto antes notarmos nossa reação emocional, mais conseguiremos fazer uma pausa antes de responder. Se esperarmos tempo demais, nossas emoções podem se tornar avassaladoras ou sequestrar completamente nosso estado de espírito, calcificando as emoções como julgamentos e opiniões sobre nossa situação. A detecção precoce nos dá mais tempo para fazer escolhas sobre nossas emoções: como interpretá-las, se vamos agir ou não movidos por elas, e de que jeito vamos agir. Dar atenção às pistas emocionais também nos oferece insights sobre o ambiente e as pessoas que nos rodeiam, e podemos usar essas percepções para tomar decisões e determinar uma ação.

Em seu livro *Rápido e devagar: duas formas de pensar*,[7] Daniel Kahneman, economista vencedor do Prêmio Nobel, conta a história de um bombeiro experiente que mandou que sua equipe saísse de um prédio em chamas logo antes de ele desabar. Quando lhe perguntaram como ele sabia que o perigo era iminente, ele rastreou sua decisão até a sensação de calor em suas orelhas. O bombeiro tinha dado atenção a um sentimento sutil que a experiência e a familiarização lhe tinham ensinado que era uma pista de perigo. Nós também podemos construir uma base de conhecimento ao termos experiências com situações que são um gatilho para nós e nos familiarizamos com as sensações físicas,

A sabedoria das emoções **179**

os pensamentos e os impulsos emocionais que sinalizam o perigo. Podemos utilizar essas informações como julgamentos mais rápidos e precisos. A atenção plena a nossas emoções nos faz sentir o equivalente emocional ao calor nas orelhas e nos permite fazer algo a respeito disso. A expressão de Kahneman de que "intuição é reconhecimento" resume bem o que tantas pessoas que praticam a atenção plena relatam: que dicas mais sutis ficam disponíveis para elas. Essas dicas nos permitem acesso rápido ao nosso conhecimento e nos tornam conscientes das múltiplas maneiras de obter conhecimento.

Como a atenção plena nos mostra, a ideia de um comportamento puramente racional (o núcleo da teoria econômica histórica tradicional) não é realista, segundo inúmeras pesquisas sobre o comportamento humano que citam a emoção, o estado de espírito e o input social como fatores-chave na tomada de decisões. Esse é um insight que os economistas tradicionais já reconhecem há tempos. As emoções têm um papel importante na tomada de decisão, e nossa incapacidade de levar isso em conta é um dos motivos pelos quais os modelos de economia não preveem acertadamente o comportamento no mundo real a maior parte do tempo.

Emoções e tomada de decisões

Jonathan Haidt[8] é um psicólogo social e professor de liderança na Escola de Administração Stern na NYU, onde sua pesquisa se concentra em moralidade, emoções e tomada de decisões. O interesse de Haidt está no contexto da tomada de decisão moral e na maneira como as emoções influenciam decisões éticas. Ele diz que nossa versão internalizada das normas culturais, que ele cunhou como fatores "intuicionistas sociais", pode nos levar a respostas impulsivas e automáticas diante de questões morais. Ele descreve essas respostas como "reações instintivas da mente". Como seres humanos, usamos o que Haidt chama de "intuição moral" e, então, tendemos a justificar essas reações instintivas com argumentos lógicos depois de termos agido. Por exemplo,

180 O trabalho como deve ser

temos a sensação de que a piada de um colega passou dos limites, mas usamos uma racionalização para explicar essa sensação.

A abordagem de Haidt não é diferente do fenômeno "*thin slicing*" ("fatiamento fino") que Malcolm Gladwell tornou popular em seu livro best-seller *Blink, a decisão num piscar de olhos*, baseando-se em pesquisadores como Kenney, Malloy e Thorndike. O resultado é que acreditamos que tomamos decisões como indivíduos racionais, mas de fato estamos fazendo julgamentos imediatos, com base em emoções internalizadas como normas sociais e culturais. E todo o processo é rápido e, em grande parte, inconsciente.

Grande parte do nosso comportamento é dirigida por nossas emoções ou nossas reações a emoções, mesmo que não pareça assim. Assim como pesquisadores como Haidt mostraram, nossas idiossincrasias e histórias são a base de nossas respostas ao ambiente. Cada um de nós vê o mundo de sua própria maneira e entra com um sistema de crenças específico e suposições subjacentes em qualquer situação. Como resultado, muitas vezes chegamos a conclusões e atuamos com base em suposições que não são necessariamente corretas "objetivamente". (Supomos que os outros veem o mundo da mesma maneira que nós, mas é claro que também sabemos que esse não é o caso.) Essa ideia de interpretar o mundo ao nosso redor segundo nossa própria experiência é algumas vezes chamada de "escada de inferência".

A escada de inferência

A escada de inferência é um processo pelo qual saltamos da observação de dados no ambiente para a interpretação desses dados. Saber que essa escada existe pode nos ajudar a observar nossas próprias reações nessa escada. A atenção plena nos permite ver como estamos subindo os degraus dessa escada de inferência, em termos das histórias que contamos e das emoções que vivenciamos. Ao ter consciência de cada um desses passos de absorção de informações do nosso ambiente – Fulano diz isso e aquilo, e nós interpretamos que ele está agindo de modo vingativo conosco –, separamos o que observamos das inferências e histórias que contamos. E ter ciência do que está impulsionando nossas suposições, conclusões, emoções e ações é uma parte importante de termos uma atenção plena. Quando conseguimos nos ver em ação, temos consciência do metamomento e podemos mudar nossa resposta antes de ser tarde demais. Quando paramos para ouvir os roteiros em nossa mente, podemos questionar se esses roteiros são verdadeiros. Quando aprendemos a identificar nossas emoções, podemos rotular as que são realmente sábias e as que são um subproduto enganoso da segunda flecha. Ter curiosidade sobre de onde vêm nossas ideias e sentimentos é o primeiro passo.

É importante ter em mente que, embora nossas emoções aconteçam em resposta a situações, as situações não criam nossas respostas emocionais. É o modo como interpretamos ou avaliamos a situação que cria nossa resposta emocional a ela. É onde a experiência e o julgamento entram em jogo. O foco é uma ferramenta útil quando se trata de regular nossas respostas emocionais. Quando temos a capacidade de mudar nosso foco, podemos colocar nossa atenção nos dados observáveis. Quando reconhecemos que estamos subindo a escada da inferência, podemos descer de volta para menos informações subjetivas. Por exemplo, quando um colega diz algo que nos perturba, podemos fazer uma pergunta que vai nos ajudar a entender qual era a motivação dessa pessoa. Pode ser tão simples como perguntar a ele o que queria dizer com o comentário, ou observar que ele parece perturbado e tentar conseguir mais informações com ele.

FAÇA ISTO: IDENTIFIQUE A ESCADA DE INFERÊNCIA

Dar atenção e reconhecer quando estarmos subindo a escada de inferência são atos que podem nos oferecer a oportunidade de mudar nossa atenção para os dados objetivos, em vez de reagir aos sentimentos subjetivos. Lembre-se de uma situação recente do trabalho que fez você vivenciar emoções difíceis e, depois, experimente o seguinte:

- Anote como a situação fez você se sentir. Quais são as suas emoções mais fortes: medo? Ansiedade? Pânico?
- Agora, pare por um momento para escrever ou refletir sobre os fatos da situação: o que realmente aconteceu?
- A seguir, dê um passo para trás. O que um observador objetivo diz sobre a situação? O que realmente aconteceu justifica as emoções que você sentiu? O resultado final foi tão terrível como você pensou que seria? Pratique identificar o que está inferindo por meio das respostas emocionais *versus* o que é realmente provável com base nos fatos.

Estratégias da atenção plena para a regulação emocional

Muitas pessoas pensam que atenção plena significa ausência de sentimentos. Elas imaginam que, se souberem como usar a atenção plena, serão sempre calmas, não sentirão nada muito intensamente, e a atenção plena vai limpar sua mente de todo o ardor e de todo o barulho. Mas dar atenção plena a suas emoções não significa não ter emoções. Infelizmente, essa percepção errônea muitas vezes impede que as pessoas acessem a sabedoria de suas emoções. Se elas soubessem de todo o potencial de insight e aprendizagem, não iam querer se livrar de suas emoções mesmo que pudessem. Uma importante função da atenção plena é ajudar você a ver as emoções como são: um feedback sobre o mundo, nem mais, nem menos.

Qualquer pessoa que comece a prática da atenção plena, que dê atenção a sua experiência interior sem usar supressão, começa a notar muitas coisas – e algumas não são bonitas. Mais uma vez, somos como a serpente no talo de bambu. Vemos essas coisas e não podemos contorná-las, por mais que desejemos. O único caminho de saída para o talo de bambu é ir em frente. As pessoas que são novas na prática da atenção plena muitas vezes reclamam quando veem a incrível quantidade de agitação o tempo todo. Elas pensam que sua prática de autopercepção consciente criou essa agitação. Em geral, porém, quando mantêm a percepção, notam que a agitação já estava lá; elas simplesmente estavam evitando vê-la, como uma criança com os dedos nas orelhas, dizendo: "Não estou ouvindo!". Quando começamos uma prática de atenção plena, somos capazes de ver os padrões prejudiciais, mas ainda temos de desenvolver a força para evitar ser sobrecarregado por eles.

A regulação de emoções nos oferece estratégias para reconhecer e influenciar como nos relacionamos com nossas emoções, inclusive identificando de que tipo elas são, e por quanto tempo e como elas se refletem em nosso comportamento. Então, como isso funciona na prática, num ambiente profissional? Aqui estão algumas estratégias efetivas, extraídas das pesquisas e de minha própria experiência.

Recontextualizar e reavaliar

Todos temos hábitos de interpretação de nossas emoções que não servem para nós, mas é possível retrabalhá-los. Quanto mais você tiver consciência de suas emoções, mais forte será sua capacidade de fazer isso com eficácia, usando como base a atenção plena que está praticando.

Reconhecer que a maneira como você interpreta qualquer situação é subjetiva significa que você pode reavaliá-la e reagir de um modo mais saudável. Por exemplo, se estiver brava com seu chefe porque ele não lhe deu as informações de que precisava para fazer algo, você pode reagir com raiva, pisando forte, reclamando mal-humorada, ou pode ser adaptativa, sabendo que depende de você conseguir o feedback de que precisa. Agende uma reunião com seu chefe e fale com ele quando estiver se sentindo racional.

184 O trabalho como deve ser

Aceitar

Ter clareza em relação a suas emoções é a chave para aceitá-las. Isso exige a capacidade de reconhecê-las, nomeá-las e entendê-las. Algumas das frases usadas em psicologia para ensinar a aceitação das emoções são: "pegue a si mesmo reagindo", entenda seus "gatilhos" e (em contextos de negócios e lideranças) "conheça sua sintonia".

Da próxima vez em que você estiver numa situação difícil no trabalho, pense sobre o quadro mais amplo da sua vida e se pergunte se essa dificuldade pode ser parte de um padrão maior. Você tem a tendência a evitar conflitos? Começa as coisas e tem dificuldade de terminá-las? Confia demais nas pessoas e se sente decepcionado quando elas não se comportam à altura de seus padrões? Você tem expectativas para si mesmo que não consegue cumprir com frequência? Como esses padrões se relacionam com a sua situação atual e com as histórias a que você deu atenção na semana passada? Quando você fica desproporcionalmente perturbado com um pequeno comentário, ou além do que seria necessário em determinada situação, o que você acha que é o gatilho? Que "pistas" você nota quando o gatilho é ativado?

Quando eu trabalhava com veteranos na Administração de Veteranos, estudei um sistema chamado ACT [na sigla em inglês], ou terapia de aceitação e compromisso. Essa aplicação prática da regulação emocional é completamente consistente com a prática da atenção plena. A ACT se concentra em três tarefas:

1. Aceitar suas reações e estar presente.
2. Escolher uma direção valorizada.
3. Agir.[9]

O primeiro passo, aceitação, significa não evitar nem suprimir nossas emoções. A seguir, escolher uma direção valorizada nos dá clareza sobre o que é importante para nós e nos conecta com nosso propósito, permitindo-nos considerar como ele se associa a uma situação particular. Podemos então agir com base na clareza de nossos sentimentos e de nossos objetivos.

A ACT oferece um processo de cinco passos para aceitar as emoções:

1. Deixe seus sentimentos ou pensamentos acontecerem sem o impulso de agir a partir deles.
2. Observe suas fraquezas, mas perceba suas forças.
3. Permita-se não ser bom em tudo.
4. Reconheça a dificuldade em sua vida sem fugir dela nem evitá-la.
5. Perceba que você pode estar no controle de como reage, pensa e sente.

A ACT também usa um conceito chamado difusão, que nos ajuda a perceber que pensamentos e sentimentos não são verdades factuais irreversíveis, mas sim sensações e reações que vão passar. Também existe um ditado no AA que expressa essa ideia: "Sentimentos não são fatos". Gosto dessa ideia da difusão; me faz pensar numa metáfora: se não reconhecemos o que sentimos, então somos como uma bomba-relógio, pronta para explodir.

Resolver problemas

Quando enfrentamos uma situação difícil recorrente todos os dias, isso pode esgotar nossa energia mental e física. Elisa Jagerson, CEO da Speck Design, diz que percebeu que sua transição do trabalho para casa todos os dias não estava indo bem, especialmente no que dizia respeito a seus filhos pequenos. Assim que entrava pela porta no final do dia, seus filhos estavam todos em cima dela, e Elisa, já exausta, sentia-se sobrecarregada e estressada pelas necessidades deles. Ela percebeu que o processo de voltar para casa depois de um longo dia de trabalho precisava de uma mudança. Simplesmente trocar de roupa antes de ir para casa permitia que ela se relacionasse com os filhos com mais atenção e mais alegremente. Em vez de se preocupar com manter as mãozinhas deles longe de suas roupas de trabalho, agora ela podia estar totalmente presente, disponível e capaz de pegá-los no colo e lhes dar a atenção que eles pediam.

Criar um ritual físico para nós mesmos ao chegarmos em casa, seja trocar de roupa ou guardar nossos dispositivos eletrônicos, completa o dia de trabalho ou, pelo menos, sinaliza um período de atenção à casa, antes de retomar as atividades de trabalho, se tivermos de voltar a elas mais tarde.

FAÇA ISTO: MEDITAÇÃO EM MOVIMENTO

Algumas vezes, você pode se encontrar inundado por emoções e incapaz de realizar calmamente o processo de identificar e ouvir suas emoções. Em momentos como esses, uma das maneiras mais rápidas de mudar seu foco é levar sua atenção para o corpo. Ao levar seu foco para o corpo, você pode livrar sua mente dos pensamentos sobre outras coisas.

Uma maneira de fazer isso é sair para uma caminhada ou praticar o que é conhecido como "meditação em movimento". Quando você pratica a meditação em movimento, simplesmente sai para caminhar. Segundo a definição de Thich Nhat Hanh,

[V]ocê não tem propósito nem direção no espaço ou no tempo. O propósito da meditação em movimento é a meditação em movimento em si mesma. Ir é importante, não chegar. A meditação em movimento não é um meio para um fim; ela é um fim.

Meditar em movimento é aprender a andar novamente com facilidade. Quando tinha cerca de 1 ano, você começou a andar com passos cambaleantes. Agora, ao praticar a meditação em movimento[,] você está aprendendo a caminhar de novo.

Preste atenção na sola dos pés e sinta onde fazem contato com o chão.

Fique num pé só e perceba que ele está descansando na terra. Ao caminhar, olhe para baixo e veja onde no chão irá colocar seu

A sabedoria das emoções **187**

pé e, ao fazer isso, vivencie com atenção plena seu pé, o chão e a conexão entre seu pé e o chão.

Experimente isso por alguns minutos mais. Se a sensação for de relaxamento, ótimo. Se a sensação for de absurdo, ótimo.

Saber que estamos andando quando estamos andando parece simples, mas é difícil de fazer. Como no caso da meditação com a respiração, nossa mente tende a vagar. A meditação em movimento precisa de ajustes específicos, quando nossas emoções estão mais intensas. Pode ser que manter nossa atenção na sola dos pés, tocando o chão, nos acalme. Depois, podemos prestar atenção na parte do corpo em que nossas emoções estão aparecendo (por exemplo, no peito ou no abdômen), sentindo os componentes físicos da emoção e concentrando-se neles e não na história que suscitou essas emoções em primeiro lugar e que tende a ficar nos agitando. Enquanto estamos nos movendo, devemos sentir a emoção como uma experiência direta e física. Pode ser um breve exercício de centramento ou algo que fazemos por mais tempo, se pudermos alternar.

Você pode aplicar a prática da meditação em movimento a seus exercícios também, especialmente se envolverem movimentos repetitivos, como ao correr, caminhar, pedalar ou remar.

Atenção plena e sinceridade: qual é o seu pior medo?

Tornar-se consciente do medo é uma excelente oportunidade para ver seus roteiros, as histórias que você está contando a si mesmo. Esses roteiros podem atrapalhar muitas coisas, especialmente as mudanças. Assim, primeiro você precisa entender que aquilo que o medo está dizendo é apenas uma história; depois, descobrir qual é essa história e, finalmente, contar a si mesmo uma história diferente.

Observe quando você está se retraindo e pergunte-se: "Qual é o meu maior medo?". Você tem medo da discordância? De críticas? Tem medo de afirmar o óbvio? Tem medo de que sua ideia não seja boa o bastante e que todos vejam que você é uma fraude? Tem medo de que sua ideia seja aceita e que você seja responsabilizado por qualquer coisa que dê errado? Tem medo de morrer de vergonha? Muitas vezes nossos piores medos não reconhecidos são fundamentalmente chocantes, sobre coisas que são impossíveis (como realmente morrer de vergonha). No meio de uma reunião, podemos perceber que nosso coração está disparando, indicando ao nosso cérebro que nossa vida está correndo risco. Se aproveitarmos essa breve pausa para verificar como estamos, veremos que estamos em modo total de luta ou fuga, mas a realidade é que é muito improvável que venhamos a cair mortos em plena sala de reunião. Perceber os sentimentos como sentimentos (ou seja, sensações no corpo e não uma razão para sair da sala correndo e gritando) e as histórias como histórias (em vez de fatos inegáveis) nos dá uma escolha para transformar o momento de pânico num momento de autocompaixão (eu sou apenas humano), conexão (somos todos humanos) e até mesmo humor ("Minha primeira gota de suor no novo emprego! Isso é um marco!"). A partir desse instante de comunicação autêntica conosco, podemos falar com sinceridade, mesmo se ainda estivermos aterrorizados (pense nesse tipo de verificação como uma válvula de vapor: isso em geral diminui o terror drasticamente).

Pratique fazer o oposto

Algumas vezes nossos padrões de comportamento são uma maneira de evitarmos a sinceridade. Se estivermos desconfortáveis com o confronto, por exemplo, podemos segurar a língua, mas depois falar sobre nossa frustração com outra pessoa. Reconheça esse hábito de comunicação e, depois, tente fazer o oposto ou, pelo menos, fazer algo um pouco diferente.

Qualquer interação pode ser uma oportunidade para sacudir um pouco as coisas por meio da participação consciente. Você tende a falar primeiro nas reuniões ou é alguém que nem fala ou espera até o final? Algumas vezes, acreditamos que nosso comportamento habitual acontece porque "é assim mesmo que somos", mas o modo como as coisas costumam ser não é necessariamente a maneira que elas têm de ser. Experimente mudar seu comportamento. Se você geralmente é o primeiro a falar, o que acontece se você se segurar e deixar os outros falarem? Isso não quer dizer que você deveria parar de falar, mas veja quais mudanças acontecem na sala se você não for o primeiro a fazer isso. Quando mudamos nosso comportamento, pode ser como levantar uma pedra: temos de esperar e ver o que tem embaixo. Você vai aprender muito.

Ou então, se você tende a falar mais no final das reuniões, veja o que acontece se falar antes. Pense nisso como um experimento: faça uma pergunta ou uma pequena observação e veja como essa ação afeta a sua experiência do momento e a conversa de modo geral. Outros hábitos que você pode notar talvez incluam interromper, apresentar as ideias como perguntas em vez de afirmações ou se envolver no uso da controversa "fritura vocal". Na verdade, apenas observar ou dar atenção plena a nossos hábitos pode alterá-los. Segundo o Pew Research Center,[10] 69% dos norte-americanos adultos acompanham pelo menos um indicador de saúde como peso, dieta, exercício ou um sintoma corporal, e o ato de monitorar isso (no papel ou com um dispositivo eletrônico) afeta o comportamento associado aos dados que são monitorados. O mesmo princípio se aplica quando se trata dos nossos hábitos no local de trabalho.

Planeje sua reação

Especialmente se você for alguém que muitas vezes vivencia uma inundação emocional ou de ansiedade, é útil contar com um roteiro de modo que, no momento em que isso acontecer, você possa responder como pretendia em vez de reagir a partir de seu cérebro reptiliano. As técnicas de enraizamento não verbais, como sentir o chão embaixo de seus pés ou a cadeira na qual está sentado, permitindo-se sentir literalmente apoiado por esses objetos sólidos, podem ter um efeito similar.

Quando você é ativado (suprarregulado), isso tem um impacto observável em seu corpo, seu comportamento e suas interações. Aprender quando, como e por que você é ativado, e se familiarizar mais com sua experiência interna e suas "pistas", aumentará sua capacidade de gerenciar seu comportamento. Pense na última vez em que você foi ativado no trabalho: qual era o contexto? Qual foi a sensação? O que você fez?

Preveja o próximo evento estressante que você provavelmente encontrará e tente vê-lo como uma oportunidade para aprender mais sobre os seus gatilhos. Encontre respostas alternativas saudáveis. Quando você se encontrar sendo ativado, sintonize essas sensações e reconheça que sua lógica e racionalidade estão prejudicadas nesse momento. É a hora de não fazer nada áspero nem reativo, mas, em vez disso, concentrar sua atenção naquilo que está sentindo e em como está vivenciando a situação, e esperar até se acalmar antes de fazer qualquer coisa importante.

Recontextualize: o outro não é o inimigo

O outro não é nem mesmo o "outro", na verdade. Pela perspectiva da compaixão, a pessoa com quem você está negociando, debatendo (de verdade ou mentalmente) ou que está simplesmente deixando você louco neste momento ou de modo contínuo é alguém igual a você, alguém que tem uma vida, esperanças, sonhos e medos. Pense nela em outros papéis ou em outros momentos da vida dela. Pense nela como filha de alguém que se importou com ela, alimentou-a e a ensinou a ler e a amarrar os sapatos. Pense nela como uma mãe, uma companheira ou alguém que cuida de pais idosos. Tenha em mente que essa pessoa também está lutando para fazer o melhor com sua história e seus demônios, tal qual você. Ela não é o inimigo.

Transformar os outros em inimigos é basicamente um erro de atribuição porque a maior parte do comportamento humano, se não todo ele, depende das circunstâncias e, no caso de nossos colegas e dos outros no trabalho, em geral não temos conhecimento dessas circunstâncias. Como David Foster Wallace disse em seu famoso discurso de posse no Kenyon College,[11] "Na maioria dos dias, se você tem consciência suficiente para se permitir uma escolha, você pode escolher olhar de modo diferente para aquela senhora gorda, com olhos inexpressivos e maquiagem pesada que acabou de gritar com o filho na fila do caixa. Talvez ela não costume ser assim. Talvez ela tenha ficado acordada três noites seguidas, segurando a mão do marido que está morrendo de câncer ósseo. Ou talvez essa senhora seja uma funcionária mal paga no Departamento de Trânsito que ontem ajudou sua esposa a resolver um problema burocrático horrível e irritante por meio de alguns atos pequenos de gentileza burocrática".

Um designer gráfico que conheço chama esse tipo de pensamento de "perspectiflex". Escolher avaliar uma situação de modo diferente e com compaixão, em vez de assumir uma atitude de culpabilização e condenação, é o caminho para sair da guerra. Aqui também se aplica aquele conselho que diz: finja até parecer que é de verdade. Compre um café para a pessoa que você acha que não suporta, elogie os sapatos dela, aja "como se" você não só a suportasse, mas realmente se importasse com ela.

Lembre-se: o trabalho não é tudo

Se o pior é possível e acontece – se você for envergonhado, ridicularizado, demitido –, lembrar seu propósito mais amplo colocará o trabalho numa perspectiva mais manejável. Por essa razão é tão importante aprimorar nosso senso de propósito quando não estamos em crise, porque ele será crucial para nossa resiliência durante uma crise.

Um estudo[12] com pessoas que perderam o emprego na crise econômica de 2004 mostrou uma relação direta entre um senso multifacetado de propósito (incluindo muitos relacionamentos, valores e papéis diferentes) e a capacidade de recuperação. Segundo uma reflexão tibetana tradicional, contemplamos como nossa vida é preciosa, tudo que podemos fazer com ela, e a inevitabilidade do sofrimento. Esse é o quadro mais amplo, e podemos praticar lembrar dele a qualquer momento. Como o guru Rinpoche coloca, queremos ter uma visão tão alta quanto o céu e uma atenção tão meticulosa quanto a farinha de cevada finamente moída. Assim, enquanto fazemos tudo no trabalho com cuidado, também sabemos o que importa além disso.

FAÇA ISTO: MANEIRAS RÁPIDAS DE ACESSAR A ATENÇÃO PLENA NO TRABALHO

- Pratique o monitoramento e o ajustamento de suas rotinas habituais; você pode vivenciar novos resultados.
- Considere as ideias tal como são expressas: separe-as da pessoa que as está compartilhando.
- Antes de entrar em situações que provavelmente provocam ansiedade, dê a si mesmo um roteiro para utilizar, se surgirem emoções desagradáveis.
- Pergunte a si mesmo: "Qual é o meu maior medo?". Identifique as barreiras que você tem para falar com sinceridade.
- Faça uma meditação em movimento antes de trabalhar ou em sua hora de almoço.
- Dê atenção a sua linguagem corporal; entenda o significado que alguns gestos ou comportamentos podem transmitir.
- Recontextualize todos os inimigos percebidos como eles realmente são: seres humanos, como você, abrindo seu caminho pelo mundo.
- Pratique ficar feliz com a boa sorte de outras pessoas.
- Quando se sentir marginalizado, aja para se engajar e participar, em vez de afundar no sentimento de inadequação ou se isolar.
- Coloque o trabalho em perspectiva: ele não é tudo.
- Troque informações com os outros sobre como você e eles estão indo.

Mesmo que siga todos os conselhos dados neste capítulo, você não vai acordar amanhã e iniciar seu dia de trabalho livre de novos desafios, nem conseguirá aceitar todas as emoções difíceis que surgirem em resposta a esses desafios. E tudo bem. Mas você pode começar o dia criando a intenção de sentir suas emoções e não reagir. E aí, amanhã, um de seus colegas vai deixar você com raiva. E você vai reagir. Depois, você vai se lembrar de que pretendia aceitar seus sentimentos e não arrancar a cabeça daquela pessoa. E isso também estará bem.

Lembre-se: simplesmente ter emoções não é um fracasso, e reagir a emoções também não é o fim do mundo. Engoli-las – bom, isso acontece às vezes. Sobre nossa jornada, existirão lacunas entre quem pretendemos ser e quem somos. A falha está em não dar atenção a essas lacunas. É nelas que se encontra nosso melhor potencial de crescimento.

Parte III

FALHAR E REFLETIR

As características de pessoas e organizações bem-sucedidas

7

Falhar melhor

Como a reflexão nos ajuda a aprender e crescer

Já tentou. Já falhou. Não importa. Tente de novo. Falhe de novo. Falhe melhor.

– "Worstward Ho", Samuel Beckett

Em algum ponto na história recente, essa fala sombria e um pouco obscura do teatrólogo existencialista Samuel Beckett transformou-se no lema do novo empreendedorismo. Não está claro se foi o magnata dos negócios Richard Branson, o autor de autoajuda Timothy Ferriss, o jogador profissional de tênis Stanislas Wawrinka (que tatuou "Fail Better" – Falhe Melhor – no braço) ou outra pessoa que adotou essa expressão, mas em algum ponto a comunidade de negócios adotou. Talvez porque "falhar" pareça mais grandioso do que "errar". Talvez porque tantas startups que fracassaram no início vieram a se transformar em nomes famosos. De todo modo, essa frase de Beckett tornou-se uma máxima popular, primeiro no mundo das empresas de tecnologia e agora em praticamente todos os setores.

As pessoas sempre cometeram erros e algumas vezes tentaram aprender com eles, mas a adoção da filosofia "falhe melhor" pelo empreendedorismo repentinamente pôs a derrota num pedestal, transformando-a em motivo de comemoração.

São abundantes as histórias e os exemplos que confirmam esse *ethos*: Winston Churchill repetiu a sexta série. As invenções de Ben Franklin nem sempre funcionaram. No início de sua carreira como repórter de TV, Oprah Winfrey foi demitida. A história está repleta de heróis perseverantes que falharam a caminho do sucesso.

Num artigo recente que publicou no LinkedIn,[1] Paul Allen, cofundador da Microsoft, escreveu que a empresa podia nem ter existido se ele e Bill Gates não tivessem fracassado com sua primeira empresa (um projeto de análise de tráfego de dados chamado, naturalmente, Traf-O-Data). "Embora o Traf-O-Data tenha sido tecnicamente um fracasso empresarial", escreveu Allen, "o entendimento de microprocessadores que alcançamos foi crucial para nosso sucesso *futuro*. E o emulador que escrevi para o programa nos deu uma grande vantagem sobre todos os outros que estavam escrevendo códigos na época. Se não tivesse sido pelo nosso projeto do Traf-O-Data, e se não tivesse havido todo aquele tempo gasto nos computadores da UW, você poderia argumentar que a Microsoft talvez não tivesse acontecido. Espero que a lição seja que são poucos os becos realmente sem saída na ciência da computação. Às vezes, dar um passo numa direção posiciona você para avançar em outra".

Quando "falhe melhor" alcançou o status de meme no Vale do Silício, onde captou o espírito do otimismo agressivo e do pensamento "disruptivo" tão querido pela cultura de startups empresariais, perdeu-se a ironia de seu criador original ter sido um pessimista famoso: Samuel Beckett. Porém, em reação a isso, alguns críticos não literários depreciaram "falhe melhor", entendendo-o como um pensamento desejoso ou mesmo descuidado. A atenção plena reconhece esses dois pontos de vista. De uma perspectiva budista, "falhe melhor" significa reconhecer a imperfeição humana e aceitar que o fracasso faz parte do processo de aprendizagem, se dermos às pessoas espaço para aprender.

Falhar melhor significa tentar novamente, mas com uma diferença. A reflexão faz a diferença, e não apenas no Vale do Silício.

Francesca Gino,[2] professora da Escola de Administração de Harvard, pesquisou o papel da reflexão no local de trabalho e descobriu que o tempo usado vale a pena, não só pela sabedoria que gera, mas também pela produtividade que proporciona. Um de seus estudos, realizado na empresa Wipro, de TI, em Bangalore, na Índia, examinou como oferecer estrutura para reflexões e para compartilhar ideias sobre o trabalho afetou a realização de diversas tarefas. Os pesquisadores estudaram alguns empregados em suas semanas iniciais de treinamento para atender um cliente específico e os dividiram em três grupos: um grupo de controle, um de reflexão e um de compartilhamento.

No grupo de reflexão, do 6º ao 16º dia de treinamento, os trabalhadores passaram os últimos 15 minutos de cada dia escrevendo e refletindo sobre as lições que tinham aprendido naquele dia. Os participantes do grupo de compartilhamento fizeram a mesma coisa, mas passaram mais cinco minutos explicando suas anotações a um colega em treinamento. Os que estavam no grupo de controle simplesmente continuaram a trabalhar até o fim do dia e não receberam treinamento adicional.

No decorrer de um mês, os trabalhadores nos grupos de reflexão e de compartilhamento tiveram desempenho significativamente melhor do que o dos trabalhadores no grupo de controle. Em média, o grupo de reflexão aumentou seu desempenho no teste final de treinamento em 22,8% no comparativo com o grupo de controle. O grupo de compartilhamento teve desempenho 25% melhor no teste do que o grupo de controle, aproximadamente o mesmo aumento que o grupo de reflexão. Além disso, os participantes colocados no grupo de reflexão (em vez de no grupo de prática) "aumentaram em 19,1% a probabilidade de estar na categoria mais bem classificada de todos os sujeitos em treinamento". Os mesmos pesquisadores também estudaram se as pessoas aprovavam o poder da reflexão, e descobriram que, quando podiam escolher, 210 dos 256 participantes optaram por ter mais experiências práticas, e apenas 18% escolheram ter tempo para reflexão. Embora sem dúvida valiosa, a reflexão não é necessariamente valorizada.

Do mesmo modo que parar antes de nos dedicarmos a algo (que é o que fazemos quando determinamos nossas intenções), fazer uma pausa *depois* que começamos algo leva apenas um momento, mas tem um impacto profundo. Nós fazemos uma pausa não necessariamente para desacelerar, mas para reavaliar mais uma vez nossos pensamentos, nossas emoções e o contexto dentro de uma nova perspectiva. A prática talvez traga a perfeição, mas também na prática nós vemos como estamos longe de ser perfeitos. Do mesmo modo, quando tentamos ser mais compassivos, com os outros e conosco mesmos, também notamos como não somos; e, quando nos importamos com o sofrimento no local de trabalho, percebemos que muitas vezes não sabemos como melhorar as coisas. É como a avaliação física que você faz com um treinador quando entra para uma academia, testando seu corpo para ver onde ele está fraco, para dar início ao processo de aumentar a força. A aprendizagem física, a emocional e a mental dependem de pausas isentas de julgamento para que possamos fazer uma autoavaliação realista, prestar uma atenção plena a nossas intenções e renovar a dedicação ao nosso propósito. Algumas vezes, o que percebemos nesses momentos não é o que esperávamos, mas em vez de ver nossas falhas como evidência de que somos péssimos no que fazemos, ou que somos inúteis como pessoas, podemos escolher vê-las como evidência de que estamos envolvidos, trabalhando nisso, e que vamos chegar ao sucesso.

Com tantos discursos para acolher o fracasso, fala-se menos sobre reflexão na cultura corporativa, mas foi exatamente nesse ponto que Severin Schwan, CEO da gigante de biotecnologia Roche, tocou numa entrevista em 2014 para a Reuters[3] intitulada "Para o CEO da Roche, comemorar o fracasso é a chave para o sucesso". Nessa entrevista, ele enfatiza a necessidade de estimular a aceitação do fracasso como uma parte necessária da inovação: "Nós precisamos de uma cultura em que as pessoas corram riscos porque, se não correr riscos, você não terá inovações revolucionárias". Mas ele também indicou que é importante que os gerentes elogiem as pessoas nas nove vezes em que falharam e não só na única vez em que foram bem-sucedidas. Schwan até mesmo leva seus subordinados diretos para almoçar e comemorar seus fracassos. Rituais como esse oferecem uma oportunidade para reflexão.

A pessoa que me incentivou a fazer meu primeiro retiro de meditação, uma mentora que conheço desde a infância, me disse que as transições eram os momentos do dia aos quais era preciso dar mais atenção, por exemplo, quando você está passando da manhã para a tarde, de um projeto para outro, indo do trabalho para casa. Ela me disse para não pensar na parte da meditação que passamos sentados na almofada como o evento principal, mas, em vez disso, observar os pensamentos e os hábitos que surgem quando *não* estamos meditando. Quando damos atenção às transições, os espaços entre elas se transformam em sua própria instrução.[*]

O que é reflexão?

A ideia da reflexão não é nova. Há muitos, muitos anos, Sócrates disse que "não vale a pena viver uma vida não examinada". Os filósofos sempre argumentaram que a capacidade de autorreflexão é o que nos distingue como seres humanos. A reflexão é uma prática antiga, acolhida atualmente pela psicologia, a educação, o desenvolvimento de lideranças e tradições de sabedoria por um motivo comum: porque funciona.

Quando estamos ocupados com nossa vida e constantemente expostos à promessa de novas informações, coisas e experiências sensuais, parece impossível dedicar esse tempo para vivenciar plenamente o que está acontecendo e então processar isso. Mas, quando damos um passo atrás para refletir, podemos perceber nossas experiências, nosso comportamento e o comportamento dos outros de uma perspectiva

---

[*] Outras leituras sobre "lembretes transicionais": www.leahweissphd.com/transitional--prompts.

diferente. Apesar disso, muitas vezes a reflexão é entendida como passiva, como um processo de final aberto e alheia a uma atitude orientada para resultados.

A palavra "reflexão" tem dois significados que, à primeira vista, podem parecer não ter relação. O primeiro é: "o corpo ou a superfície que devolve a luz, o calor ou o som, sem absorvê-los". O segundo é: "o pensamento ou a consideração séria". Como você pode ver, a primeira definição é realmente muito útil para se compreender a segunda. A reflexão como espelhamento significa que podemos reconhecer a camada com que nossas histórias, medos e projeções revestem os eventos para que possamos vê-los com mais clareza e responder com mais habilidade. Esse é um ponto importante porque, quando a reflexão se transforma em resmungos que não refletem com exatidão o que está acontecendo, ela não é útil.

Precisamos ser criteriosos em relação a saber quando estamos adicionando camadas para ser abertos à possibilidade de essas camadas estarem erradas. A reflexão está relacionada com o que realmente acontece. Por meio da reflexão, podemos criar um relacionamento mais forte com a nossa experiência do que o habitual, parcial, enviesado e semiconsciente. Quando consideramos alguma coisa profundamente, e com precisão, nós a vemos com mais nitidez.

Um dos meus professores budistas, Charles Genoud, usa o termo "intimidade" para essa ideia de nos familiarizarmos com nossa experiência, dando-lhe uma atenção próxima e precisa, sem adulterá-la com nossas ideias. A reflexão permite que nos tornemos íntimos de nosso próprio modo de pensar, agir e ser. Se não dedicamos tempo para refletir, não podemos aprender nada nem absorver novas informações, mas muitas pessoas realmente não sabem como refletir. Não aprendemos como fazer isso, ou a reflexão não faz parte de nosso fluxo de atividades.

No contexto de realizar nosso trabalho, essa intimidade tem a ver com a distinção entre dados e a interpretação deles. Nós costumamos ver o que esperamos ver, então isso é mais difícil do que parece. Por exemplo, se uma colega nos interrompe numa reunião importante, isso pode ser um gatilho para partirmos para o ataque. Imaginamos que essa colega está tentando nos silenciar quando, na verdade, ela pode simplesmente estar distraída (e não mal-intencionada) ou exausta por ter passado a noite anterior acordada com um filho doente. Em vez de ficar bravo, pense nas outras possibilidades para essa interrupção.

FAÇA ISTO: MUDE SUA INTERPRETAÇÃO

Algumas vezes, quando confrontamos uma situação desafiadora, supomos o pior: que estragamos uma apresentação importante, que nunca conseguiremos cumprir o prazo, que cometemos um erro que com certeza vai colocar em risco a segurança do nosso emprego. A próxima vez em que você se sentir desse modo, suponha que sua interpretação do problema pode não ser precisa. Sugiro tentar um rápido experimento, planejado para desafiar sua percepção.

Pegue uma folha de papel e uma caneta. De um lado do papel, relate o que aconteceu ou está acontecendo; só os fatos, como você os percebe (por exemplo, minha chefe tossiu durante a minha apresentação). Do outro lado, escreva o significado que você atribuiu a isso (por exemplo, ela estava indicando que eu não faço boas apresentação e, mais especificamente, que eu deveria terminar para que o grupo pudesse passar à discussão). Olhe para a situação e, depois, reflita sobre sua interpretação dela. Existe alguma maneira de outras interpretações também serem válidas (por exemplo, é época de resfriados ou gripe)? Anote essas interpretações também. Agora, pense em todas as maneiras como esse evento poderia ser interpretado (por exemplo, talvez ela não estivesse tossindo porque faço apresentações ruins; talvez estivesse tossindo porque está doente ou tem alergia). Você tem certeza de que sua interpretação está correta?

Falhar melhor **203**

Silêncio, introspecção, expressão oral e feedback fazem parte do processo de reflexão. A reflexão pode ser praticada de muitas maneiras: pensar em silêncio, meditar, falar com outras pessoas, ouvir outras pessoas, ouvir a si mesmo, rezar, aprender ou apenas ser.

Cada uma das tradições de sabedoria inclui rituais de reflexão. Por exemplo, no judaísmo, o Yom Kippur é um dia reservado para refletir sobre o ano anterior, posicionando você para fazer escolhas intencionais para o ano seguinte, a fim de que seja possível iniciar o novo ano com o benefício dos insights obtidos com a reflexão. No cristianismo, oração e retiro são vistos como oportunidades para refletir sobre nossas ações e nosso comportamento. As orações muçulmanas são entremeadas com momentos de reflexão durante todo o dia. Os quacres se reúnem e sentam-se em silêncio para refletir.

A teóloga Colleen Griffith, do Boston College, uma das minhas mentoras, é um especialista em espiritualidade cristã. Em sua pesquisa, escrita e ensino, ela ajuda as pessoas a examinar as interpretações tradicionais da doutrina cristã, tornando-as relevantes para os dias de hoje a fim de enriquecer sua vida e fortalecer sua fé. Um dos assuntos que aborda é a noção da reflexão com imagens religiosas. Ela sugere que as imagens podem ajudar as pessoas a acessar seus valores autênticos e transcender as preocupações materialistas que tão facilmente atraem a atenção. O processo de reflexão que ela descreve envolve desacelerar, passar algum tempo com uma imagem de que você goste (talvez um belo lugar que você tenha visitado), deixando de lado as concepções anteriores da imagem, e percebendo o que a imagem evoca.

De uma perspectiva budista, a reflexão é uma maneira de optar por recontextualizar nosso entendimento, ao praticar repetidamente quando surgem pensamentos que atrapalham a busca de nossos objetivos. Em *The Art of Happiness at Work*,[4] o Dalai Lama sugere muitas maneiras de praticarmos a reflexão no local de trabalho. Ele fala da importância de fazer um esforço para encontrar e realizar nosso melhor trabalho, e também diz que, "se isso não der certo, então, em vez de ficar frustrado ou com raiva focando só o pensamento *Eu tentei, mas não consegui fazer isso*, pense: *Está bem, vou continuar com este trabalho"*. Ele nos diz para ficarmos contentes com o trabalho que temos e recontextualizar a situação ruim. Esse tipo de reflexão é central na tradição de treinamento da mente. O treinamento da mente pode eliminar a raiva e a frustração e estimular uma atitude melhor. Temos mais habilidade para moldar nossa experiência do que percebemos. Nossos hábitos de interpretação nos mantêm nos mesmos hábitos de experiência. É como no filme *Feitiço do tempo*: experimentamos a mesma coisa repetidamente. Assim, mesmo que pareça artificial no início e até que você fique bom nisso, em vez de ficar empacado num hábito de reação e ação, experimente ter um novo pensamento. Faça uma pergunta que leve ao oposto de sua suposição: isso é verdade? Em termos de *dampa sum* ("bom no início, bom no meio, bom no final"), a reflexão é entendida como a diferença entre a prática deixar você se sentir temporariamente melhor (mais relaxado, por exemplo) ou levar à transformação (entendida como iluminação, na visão de mundo budista).

Como os rituais, alguns slogans também podem nos lembrar de reavaliar nossas suposições. Por exemplo, "Isso é verdadeiro?" ou "Da próxima vez faça o oposto/não seja tão previsível" são ideias que podem nos ajudar a identificar quando estamos empacados numa maneira prejudicial de pensar, muitas vezes sem notar, apenas por hábito. Como herdei uma forte tendência a reclamar bastante, praticar o slogan "Não leve as coisas até um ponto doloroso" foi imensamente útil no início do meu treinamento, para me ajudar quando eu começava a reclamar ou ser depreciativa. Esse slogan não significa que não podemos refletir sobre uma situação e oferecer um feedback importante, mas pode nos tornar conscientes do hábito impulsivo de reclamar e provocar interações depressivas que não servem a nenhum propósito maior.

Do ponto de vista psicológico, a terapia cognitivo-comportamental – uma forma muito eficiente de psicoterapia desenvolvida pelo psicólogo norte-americano Aaron Beck na década de 1960 – inclui extensas técnicas de reflexão. A terapia cognitivo-comportamental tem sido usada com sucesso para tratar pacientes com diversos problemas de saúde mental, de depressão a esquizofrenia, e também pacientes de câncer, diabetes, problemas cardíacos e enxaqueca.

Basicamente, a terapia cognitivo-comportamental é uma abordagem à solução de problemas por meio da qual a pessoa investiga o impacto de seus pensamentos ao percorrer sistematicamente o processo de examinar suas respostas habituais. Esse tipo de reflexão nos permite fazer um experimento com nosso comportamento para testar como podemos intervir em nossos próprios circuitos de reação-ação-interpretação. Mais recentemente, as terapias baseadas em atenção plena (terapia cognitiva baseada em atenção plena, terapia de aceitação e terapia comportamental dialética) tornaram-se mais populares.

Refletir sobre pensamentos automáticos e comportamentos habituais é a chave para todas essas técnicas. Se um colega lhe dá um feedback sobre a maneira como você faz uma tarefa, e seu pensamento automático de resposta é que ele está implicitamente criticando seu desempenho, sugerindo que você é incompetente ou que ele é melhor do que você, essas técnicas podem ajudá-lo a processar esses pensamentos. Você escolhe o pensamento que está provocando dor e literalmente anota as evidências que apoiam a verdade desse pensamento ou não. Ao examinar nossas suposições e pensamentos, ganhamos perspectiva. Esse tipo de reflexão autêntica nos permite aprender e crescer. Assim, da próxima vez que alguém o interromper numa reunião, tente repensar o significado desse evento. Desafie-se a acessar sua curiosidade, talvez fazendo uma pergunta sobre a questão ou a ideia de que essa pessoa se sente pressionada a expressar.

A reflexão também é considerada uma parte fundamental da educação. Em seu livro de 1934, *Arte como experiência*, John Dewey, talvez o educador de maior impacto no século XX, escreve que temos experiências literalmente o tempo todo, mas não necessariamente aprendemos com elas. Dewey entendia que a reflexão era crucial para a educação porque a maioria das pessoas envelhece sem se tornar mais sábia. A experiência em si não garante nada.

A filosofia de Dewey foi uma inversão do modelo aceito de ensino, que se baseava na hierarquia tradicional entre professor e aluno em que o professor dá a informação e o aluno simplesmente memoriza. Dewey rejeitou essa forma de aprendizagem, afirmando que o que as pessoas aprendiam devia ser importante para elas e para sua vida. Para ele, a correspondência entre o conteúdo e o aluno era uma peça vital do quebra-cabeças; ele também defendia aprender fazendo, em vez de ouvir e memorizar.

Dewey também dizia que o modelo de educação tradicional era abertamente concentrado em preparar para o futuro e não reconhecia a importância do presente. Ele pensava que vivenciar o presente era a melhor preparação para o futuro, o que é muito parecido com a perspectiva budista. Dewey integrou a ideia da reflexão à noção de vivenciar plenamente o presente. A ideia de extrair o pleno significado da experiência presente, que ele considerava indispensável para a educação, é precisamente o processo da reflexão. A reflexão é o caminho em que aprendemos o processo de causa e efeito, e como prever as consequências e escolher as ações futuras.

A reflexão é uma parte importante do dia de trabalho para todos, e isso inclui as pessoas em posição de chefia. Desenvolver uma atitude de aprendizagem ou de crescimento é uma habilidade crucial para líderes. A psicóloga e autora de *Mindset*, Carol Dweck,[5] pesquisou e escreveu extensamente sobre motivação e o que é preciso para estimular uma atitude de crescimento. Ela diz que, no local de trabalho, as pessoas ou adotam uma atitude de desempenho ou de aprendizado. Uma atitude de desempenho se concentra em realizações e em provar seu valor. Nesse contexto, ter boa aparência, parecer mais inteligente do que os outros ou cultivar uma miragem de perfeição são os objetivos. Uma atitude de aprendizado, por outro lado, permite que todos mudem e cresçam por meio da experiência. Ela oferece um contexto em que podemos aprender com nossos erros e, com isso, nos tornarmos mais inovadores e abertos a assumir riscos. Em vez de sermos motivados pelo medo ou de ficarmos paralisados por ele, podemos sair da nossa zona de conforto e ampliar nossos limites, e ganhar força, resiliência e novas habilidades ao longo desse processo.

Com as organizações gastando mais de 70 bilhões de dólares por ano apenas nos Estados Unidos (e 130 bilhões de dólares globalmente) com treinamento de funcionários, é importante saber quais tipos de treinamento são mais úteis. As pesquisas sugerem que proporcionar aos empregados contexto integrado (leituras, pesquisas e documentos relativos a determinado assunto) para refletirem, resumirem e expressarem o que estão fazendo e aprendendo é uma estratégia de treinamento mais eficiente do que simplesmente adicionar mais experiências sem a chance de refletir sobre elas. Embora seja verdade que isso pode ser desconfortável ou pouco natural para alguns – quase todos nós parecemos preferir *fazer* coisas em vez de *refletir* sobre as coisas –, a reflexão, e não a ação, é o que leva a um melhor desempenho.

Como é a aplicação da reflexão no contexto do trabalho? Basicamente, isso significa criar um sistema ou fluxo de trabalho que dê aos funcionários a oportunidade de refletir sobre as experiências e aprender com elas. Quando ficamos presos na execução da próxima tarefa, não necessariamente aprendemos com as nossas experiências. O Modelo de Liderança de Michigan, criado pela Escola de Administração Ross, de Michigan, é entendido como "um processo ativo de sondagem de causa e efeito, questionamento de suposições e análise do significado das experiências". A Escola Ross desenvolveu um processo chamado "revisão depois da ação". Depois de um evento, as pessoas examinam o que realmente ocorreu e analisam os dados, em vez das atribuições que fazemos quando subimos a escada de inferência sem perceber que estamos fazendo isso. Essa reflexão pode ser feita individualmente, por meio de coaching de pares ou numa discussão em equipe.

As pesquisas[6] mostraram que esse processo de análise depois da ação resulta num aumento de 8% nas pontuações da eficácia de liderança, de 9% em ofertas de trabalho, e de 10% nos salários iniciais para novos contratados. O processo depende do compromisso com uma atitude de aprendizado, experimentação, busca de feedback, atenção às emoções e, depois, de reflexão para absorver as lições da experiência. Com uma atitude de aprendizado, podemos entender que somos capazes de mudar e crescer em nossas reações a situações no local de trabalho. Por exemplo, em vez de discutir com um colega na reunião semestral da maneira como sempre fazemos, podemos nos preparar para fazer uma nova pergunta ou responder de maneira diferente. Então, podemos acompanhar como nos sentimos com isso, talvez verificando com uma colega de confiança que também comparece a essas reuniões semestrais para ver como ela percebeu a conversa. Depois, refletimos sobre todas essas informações.

Muitas pessoas veem grandes benefícios na reflexão por meio de coaching de pares. A ideia de coaching de pares parte da ideia de que dar estrutura e contexto para que as pessoas reflitam juntas se mostrará uma importante oportunidade de aprendizagem em si mesma. O Programa Arbuckle Leadership Fellows, em Stanford, que ensina a alunos do segundo ano de MBA como desenvolver os outros efetivamente por meio de coaching e mentoria aos alunos do primeiro ano desse curso, é liderado por pares. Eu me lembro de ter ficado surpresa ao ver como o currículo de liderança era tão estruturado em torno de mandar os alunos conversarem uns com os outros. E pensei: *Esses alunos de pós-graduação estão pagando mesmo 100 mil dólares por ano para conversar com seus colegas?* Mas a realidade é que esse método é mais eficiente do que os modelos tradicionais. Além disso, na minha sala de aula, eles estão pagando esse mesmo valor para algumas vezes se sentarem tranquilamente e não falarem nada!

Também uso um processo estruturado de reflexão entre pares para cada módulo de aprendizagem em minhas aulas. Por exemplo, na aula sobre propósito, passo aos alunos o exercício da "vida em terços", em que eles devem refletir sobre sua vida, contando sua história e passando alguns minutos em cada terço da vida (infância, o terço seguinte e o terço mais recente). Os membros do grupo então comentam os valores que ouviram, expressos na narrativa. Os resultados desse exercício simples podem ser profundos. Meus alunos muitas vezes ficam chocados pela rapidez com que seus colegas entendem quem eles são e o que valorizam.

Thinkers50 considerou Umair Haque,[7] diretor do Havas Media Lab e autor de *Betterness: Economics for Humans and the New Capitalist Manifesto – Building a Disruptively Better Business*, como um dos pensadores em administração mais influentes do mundo. Haque diz que a vantagem do século XXI tem a ver com fazer as coisas que mais importam e usar o tempo com as coisas que são verdadeiramente significativas. Como a reflexão. O rompimento com o teto enferrujado e rachado da era industrial não vai acontecer simplesmente repetindo-se os mesmos processos. Como disse o mundialmente famoso coach de negócios Marshall Goldsmith em seu livro best-seller com o mesmo título, "O que o trouxe aqui não vai levar você até lá"*. Evoluir significa investir não só na ação, mas na reflexão profunda, contínua, prolongada. Isso não quer dizer que você vai resolver imediatamente todos os grandes problemas simplesmente refletindo, mas você pode chegar um pouquinho mais perto, e são esses pequenos passos que contam.

O que não funciona

Aprender com nossas falhas é valioso, mas não é fácil. A pesquisa de Barbara Fredrickson[8] sugere que os sentimentos negativos que acompanham erros e fracassos podem interferir no processo de aprendizagem. Quando os fracassos são emocionalmente dolorosos, eles têm menos probabilidade de serem discutidos, e é mais difícil aprender com essas experiências.

Em parte, isso pode acontecer porque nossa reação de fuga ou luta é desencadeada por situações assustadoras. Essa resposta fisiológica pode nos fazer desejar literalmente fugir de nossos fracassos ou, às vezes, apenas ignorá-los. Ela também pode nos levar a lutar contra eles, ou seja, racionalizá-los, culpar outra pessoa ou fingir que não

---

* *What Got You Here Won't Get You There.*

aconteceram. Quando somos continuamente ativados pelo estresse ou por eventos negativos, ficamos presos nesse sistema, o que é ruim para nossa mente, nosso sistema nervoso e nossa saúde.

Não nos esqueçamos de que, apesar da popularidade do mantra "falhe melhor", a falha por si só não garante necessariamente o sucesso futuro. No entanto, existem fatores que aumentam a probabilidade de aprendermos com o fracasso e seguirmos adiante. Os professores de administração Yamakawa, Peng e Deeds[9] transformaram esse processo em tópico de pesquisa. Os três estudaram empresas japonesas fracassadas e entrevistaram os empreendedores por trás delas para descobrir que fatores mentais tinham levado a resultados positivos após o fracasso. Descobriram que as percepções que os empreendedores tinham dos fracassos eram um determinante crucial de seu sucesso em futuros empreendimentos. Não havia correlação direta entre a empresa fracassada e o sucesso da empresa atual. A diferença, conforme os pesquisadores verificaram, estava na capacidade do empreendedor fracassado de aceitar a responsabilidade e se sentir no controle da situação. Essas qualidades se referem ao que é conhecido como "pensamento contrafactual", ou seja, levar em conta possibilidades alternativas. Em outras palavras, o processo de analisar o que deu errado precisa começar com a disposição fundamental de aceitar a responsabilidade, e não só culpar as outras pessoas ou o azar. Então, com isso estabelecido, refletir sobre a situação e as alternativas possíveis vai posicionar o empreendedor para assumir com sucesso oportunidades futuras.

Autocrítica

No meu curso, passo um exercício inspirado em *design thinking*. Munidos de marcadores para quadro branco, todos eles vão para a frente da sala ao mesmo tempo e escrevem como responderam a um exemplo específico de fracasso. Então, dão um passo para trás, leem as histórias uns dos outros e começam a construir a partir daí. Por exemplo, um aluno colocou um símbolo de infinito ao lado do da Netflix; outro disse que queria desaparecer depois de errar uma data numa apresentação. Os colegas desenham bolhas e marcam barras para indicar "eu também", e em seguida temos uma discussão. O interessante é que, de dezenas de comentários no quadro, há normalmente apenas dois que são positivos ou mesmo neutros em relação a entender o fracasso como oportunidade de aprendizado. Muitas vezes, vemos reações como "eu queria desaparecer" e anotações sobre se sentir envergonhado, com raiva ou estressado. Na maior parte das vezes, os alunos ficam surpresos (e aliviados) ao descobrir que seus colegas com alto desempenho também se sentem inadequados e sozinhos quando falham.

Aprender a responder e a refletir com mais habilidade sobre nossos próprios fracassos implica desaprender hábitos de autocrítica que nos impedem de abrir o coração e mudar nosso comportamento. Uma atitude sem julgamento pode ser especialmente difícil no trabalho, onde os resultados importam, o desempenho é analisado e muitas vezes o perfeccionismo é secretamente (ou nem tão secretamente) valorizado. Todos nós temos uma voz de autocrítica e de auto-ódio ("Eu sei que vou estragar tudo!"; "Agora todos pensam que eu sou um idiota"). Eu me lembro de uma história que meu marido me contou certa vez sobre um colega. O homem se sentava perto dele no escritório de arquitetura em Boston e resmungava repetidamente "Droga, droga, droga" o dia inteiro, enquanto trabalhava. Nós rimos sobre isso na época, brincando a respeito de como esse cara era intenso, mas na realidade ele estava apenas dando vazão ao que muitas pessoas ao redor dele estavam pensando o tempo todo.

Ruminação

Os alunos riem alto quando eu lhes conto a definição literal de "ruminação": mastigar a comida regurgitada. Gosto dessa definição porque, embora possa parecer mais compatível com vacas do que com seres humanos, ela vai direto ao ponto quanto à natureza da ruminação: a repetição irracional.

O traço psicológico da ruminação se refere a um pensamento repetitivo em relação a tópicos negativos (normalmente sobre a própria pessoa) e é uma característica importante da depressão e da ansiedade. Mais recentemente,[10] esse traço também foi associado a problemas de saúde, como os cardiovasculares.[11] A ruminação (raivosa ou triste) prolonga o trabalho cardíaco em reação ao estresse, e tem sido descrita como viciante. Uma de minhas alunas usou a palavra "reciclagem" para ilustrar a sensação que tem quando fica presa no circuito negativo de feedback de uma história ou pensamento específico. Ao contrário da reflexão (processo em que você considera conscientemente uma dada situação, sem julgamento), a ruminação tende a se concentrar apenas naquilo que deu errado e por que isso é sua culpa. A ruminação é a reflexão que deu errado.

A neurociência da ruminação, extraída da síntese de diversos estudos, foi descrita no periódico *Biological Psychiatry, em 2015*, e na Academia Nacional de Ciências* pelo psicólogo de Stanford Paul Hamilton.[12] Hamilton afirma que, quando ficamos presos num ciclo de ruminação, os padrões neurais habituais em nosso cérebro são perturbados.[13] Normalmente, quando não estamos concentrados numa tarefa – quando estamos devaneando ou simplesmente relaxando –, o cérebro tem um circuito específico que acontece automaticamente. No caso da ruminação, o circuito se torna cada vez mais conectado com uma região do cérebro conhecida como córtex pré-frontal subgenual (CPFsg). Recentemente, as pesquisas têm revelado que o pensamento de ruminação segue um padrão nítido. Os cientistas têm observado um maior fluxo sanguíneo para a região do CPFsg das pessoas que estão deprimidas. A ruminação sustenta a ativação dessa região, criando um circuito-padrão de repetições. Esse é o padrão neuronal dos ruminadores, estejam ou não deprimidos.

A teoria de Hamilton é que essa maior conectividade entre o CPFsg e a rede no modo padrão em transtornos de depressão clínica grave é

---

* *National Academy of Sciences.*

um efeito de padrões de pensamento autorreferentes repetidos. Junto com esse ciclo neuronal de uma região CPFsg mais altamente ativada, emerge um padrão de afastamento comportamental e tom emocional negativo. Isso foi ligado nas pesquisas a pensamentos repetitivos de vergonha, raiva, remorso e tristeza. O pensamento repetitivo nos torna obcecados com nossos erros, em vez de compreendê-los, aprender com eles ou repará-los. Os estudos têm indicado que há menos memória em ação em pessoas deprimidas, e isso pode ser resultado do fato de que seu cérebro foi sequestrado por esse ciclo.

Quando comecei a meditar, percebi que no início da manhã, quando estava tentando dormir, eu ficava empacada nesses ciclos de ruminação, basicamente mastigando o material regurgitado de tudo que tinha feito de errado no dia anterior, de tudo o que não gosto em mim mesma e de tudo que eu provavelmente iria fazer de errado nesse dia. Então, caía num sono agitado, adormecendo e depois acordando com esses pensamentos repetidamente, o que era exaustivo e péssimo.

Quando comecei a refletir sobre esses momentos em minha prática de meditação, percebi que havia uma ansiedade básica por trás da ruminação. Quando perguntei ao meu professor o que devia fazer a respeito, eu esperava uma resposta profunda. Qual foi a resposta dele? Levante-se e corra, e depois medite, nessa ordem. Mexa-se, vá para fora, rompa o circuito. *Depois* sente-se.

Refletir significa arejar nossa experiência para podermos romper esses circuitos. Isso nos ajuda a aprender com o fracasso e a ver o mundo além dele, em vez de ficarmos obcecados. Isso é metacognição. A atenção plena nos dá a capacidade de rastrear o que está acontecendo conosco. Ela nos permite ver quando estamos reciclando uma ideia e deixamos de refletir para nos repetir. Quando percebemos o que estamos fazendo, podemos romper o padrão, colocando nossa atenção (e nosso corpo) em outro lugar.

A autocompaixão pode nos ajudar a aliviar a dor latente que nos prendeu no ciclo da ruminação. Nós narramos a dor repetidamente para nós mesmos, na tentativa de nos sentirmos melhor. Infelizmente, não nos sentimos melhor com a ruminação; ao contrário, nos sentimos pior. Mas a autocompaixão pode atingir diretamente essa dor latente e, quando lidamos com essa dor, podemos realmente começar a nos curar.

Perfeccionismo

Como podemos nos importar profundamente com nosso trabalho, nossa família, nosso propósito, nosso efeito no mundo, sem cair na armadilha do perfeccionismo?

O esforço perfeccionista é a crença de que deveríamos entender tudo facilmente e sermos capazes de atingir nossas metas da maneira certa e na primeira tentativa. Existem duas partes do perfeccionismo. A primeira é se esforçar e definir padrões extremos para o nosso desempenho. A segunda é o medo da avaliação ou dos resultados negativos depois de fazer todo esse esforço.

As expectativas irreais nos afastam dos passos graduais de pensamento e ação que nos capacitam a crescer e mudar. O perfeccionismo é o inimigo da prática de fazer mudanças. Quando temos grandes ideias de como deveríamos ser ou agir, ideias à altura das quais não conseguimos viver, esses conceitos nos impedem de levar uma ação reflexiva numa melhor direção, que muitas vezes é gradual, mas mesmo assim tem um impacto poderoso.

Uma meta-análise de pesquisas sobre o perfeccionismo,[14] de 2016, numa gama de contextos, chegou a um resultado muito claro: perfeccionismo e síndrome de *burnout* estão intimamente relacionados, em especial no contexto do trabalho. Segundo os autores do estudo, o perfeccionismo alimenta o estresse e o esgotamento total é a resposta a esse nível elevado e crônico de estresse.

"Perfeito" é o inimigo de começar, evoluir e aprender. Descobri que fazer as pessoas reconhecerem e superarem suas tendências perfeccionistas por meio de uma reflexão suave muitas vezes leva a revelações que as ajudam a se conectar com a realidade de sua vida e com sua própria perfeita imperfeição. Isso as ajuda a trabalhar com menos dor (e a provocarem muito menos dor para as pessoas ao redor delas!). Por exemplo, compartilhar rascunhos do trabalho com colegas de equipe ou com as pessoas a quem nos reportamos, em vez de só mostrar a versão finalizada, pode nos ajudar a remover o fardo de ter de criar algo perfeito. "Perfeito" é assustador.

Dito isso, refletir e aprender são parte de um processo: não são apenas momentos "ahá" e revelações. Se esperarmos uma catarse de todos os momentos de reflexão em nossos esforços de aprendizagem, estamos destinados a nos decepcionar. Crescer é desconfortável. Temos de nos expandir e ir além de nossas maneiras familiares de interpretar e agir. Contudo, se podemos traduzir nosso cuidado com o que fazemos sem o ônus do perfeccionismo, por meio de ações para a solução de problemas que podemos executar como indivíduos e comunidades, estaremos muito mais bem equipados para fazer mudanças significativas que sustentem nosso propósito e nossos valores.

O que funciona?

Eu sempre digo ao meu filho mais velho: "Não diga apenas a seus irmãos o que eles fizeram de errado. Diga o que eles podem fazer!". Então, o que *podemos* fazer para refletir e aprender com nossos fracassos quando nos vemos girando ao redor de erros percebidos ou reais? Podemos invocar a percepção da nossa humanidade comum.

Isso começa com prestar atenção. Observe quando você estiver se estapeando e tente mudar sua atenção de modo a assumir a responsabilidade e consertar a situação. A reflexão nos ajuda a esclarecer o que funciona, o que não funciona e quais ações geram quais efeitos (em nossas ações e nas ações das pessoas que nos rodeiam), de um modo cotidiano. É aqui que se encaixam os lembretes. Nós planejamos e replanejamos lembretes para nossos pontos de dor a fim de nos lembrar de praticar o que pretendemos praticar. E criamos experimentos de pensamento e comportamento que nos permitem levar além (mesmo que só um pouco) nossos hábitos usuais e ver o que acontece.

Por exemplo, você pode pedir a outra pessoa informações e perspectivas sobre uma situação e compartilhar um pouco daquilo com que está lutando – uma pequena dose. O mundo acabou? Você foi exposto como fraude ou demitido? Se não, o que aconteceu? Talvez você tenha aprendido uma maneira diferente de lidar com um problema recorrente ou começado a esperar com um novo olhar a reunião que você teme todas as semanas.

Isso faz parte da arte de permanecer curioso, de estar autenticamente interessado no mundo e nas pessoas que o rodeiam, de estar engajado em seu próprio crescimento. É uma maneira de estar profundamente ligado ao propósito que nos ajuda a ser empregados melhores, mas que também vai muito além das métricas de produtividade.

Conversa interior positiva

Já dediquei todo um capítulo à autocompaixão, mas, no contexto da reflexão e do aprendizado a partir da experiência, os pontos principais são que precisamos parar de nos estapear e começar a assumir a responsabilidade radical. A parte radical aqui inclui a presença da autocompaixão, não a do tipo "pular da porta de saída do avião".

Note o tom de voz que você usa consigo mesmo quando percebe que está morrendo de vergonha. Você está gritando consigo mesmo? Está se xingando? Você está se movimentando para resolver o problema ou ficou empacado na repetição do roteiro de insultos contra si mesmo?

Pode parecer à primeira vista que a linguagem que usamos e as histórias que contamos a nós mesmos sobre nós mesmos, conforme passamos pelo nosso dia, não importam realmente. Na verdade, elas fazem uma grande diferença! Se nos maltratamos todos os dias, usando palavras de ódio e insultos conosco mesmos, num tom reprovador, uma linguagem mais dura do que usaríamos com outra pessoa, seremos afetados por isso. E, quando somos capazes de reconhecer essa situação por meio da atenção plena, isso pode até causar mais dor, pelo menos até percebermos que podemos mudar de atitude e aprender a aplicar uma atitude compassiva em relação a nós mesmos.

Responsabilidade radical

A fim de ter uma atitude de crescimento, você precisa assumir o máximo possível de responsabilidade por si mesmo. O primeiro passo é não culpar os outros quando a responsabilidade não estiver clara. Quando as coisas começam a ir mal no local de trabalho, a tendência é que as pessoas voltem cada qual para o seu departamento e se escondam por trás de seus títulos. Eu chamo isso de síndrome TSR ("tirar o seu da reta"). Todos têm tanto medo de serem marcados pelo fracasso que quase garantem que um projeto desafiador vá dar errado. Em vez disso, será que a compaixão poderia nos ajudar a ver o problema como algo comum? Em vez de reagir, apontando o dedo ou dizendo "eu não", como seria se todos se unissem para resolver o problema? Pense na ideia do propósito: seu propósito no trabalho é resolver o problema ou *estar* certo? O que é mais importante?

Se as vendas da empresa caíram, culpar a equipe de análise por seus relatórios insuficientes, ou a equipe de vendas por não conseguir atrair um grande cliente, ou a equipe de marketing por não criar os materiais publicitários certos, não ajuda a resolver o problema, e isso abala todo mundo. Em vez disso, procure as coisas que você pode controlar (porque sempre há alguma coisa que você pode controlar) e se concentre nelas! Colocar a ação fora de nós mesmos cria um local de controle externo que diminui nossa capacidade de ter eficiência. Em qualquer momento em que nos peguemos jogando a culpa em outra pessoa, devemos lembrar o slogan *lojong*: "Torne todas as culpas numa só". A culpa é o lembrete que traz para a percepção consciente o nosso padrão autocentrado de explicar o mundo e atribuir erros. Quando criamos histórias para sustentar nossa narrativa de "culpa", nós não só construímos verdades incompletas, como também prejudicamos nossa capacidade de trabalhar bem. Isso para não falar que, se jogarmos nas costas dos outros os nossos erros, eles acabarão se voltando contra nós. No ínterim, até que isso aconteça, sentiremos aquele desconforto incômodo de não agir de acordo com nossa intenção.

Assumir os próprios erros

É preciso muita coragem para assumir os próprios erros. Quando percebemos que cometemos um erro, quase todos nós ficamos tão envergonhados que gostaríamos de nos esconder ou, pelo menos, esconder o erro. No entanto, no longo prazo, isso não traz uma boa sensação nem o respeito de nossos colegas, assim como não cria a rede de relacionamentos sólidos de que precisamos para ter sucesso no decorrer do tempo.

Como podemos assumir os erros que cometemos se não estivermos em um ambiente compreensivo ou se nosso chefe não for especialmente compassivo? Algumas maneiras seriam adotar checagens semanais, dar feedbacks sinceros, mas compassivos, realizar conversas anuais como oportunidades de aprendizado, incentivar que as equipes se encontrem para análises após o projeto, ou discutir o progresso ao longo do caminho, em certos pontos críticos.

Feedback corretivo

Muitas pessoas têm dificuldade para dar um feedback corretivo a subordinados diretos ou colegas, mas a realidade é que a maioria realmente deseja receber um feedback. Num estudo realizado com 900 empregados,[15] os pesquisadores perguntaram aos participantes se eles preferiam elogios/reconhecimento ou um feedback corretivo no trabalho. Um número significativamente grande de empregados (57%) disse que preferiam o feedback corretivo; 43% responderam que preferiam elogios/reconhecimento. Quando lhes perguntaram o que era mais útil em sua carreira, 72% dos empregados responderam que seu desempenho melhoraria se os gerentes dessem um feedback corretivo.

As pessoas acreditam que a crítica construtiva é essencial para seu desenvolvimento profissional, e querem recebê-la de seus líderes, mas muitas vezes estes não se sentem à vontade para dar feedback. Com base nisso, concluímos que a capacidade de dar um feedback corretivo de modo construtivo é um dos pontos principais da liderança, uma habilidade essencial para estimular o desempenho da equipe e que pode ajudar você a se destacar.

Mas não suponha que as pessoas não conhecem suas fraquezas. Jack Zenger e Joseph Folkman,[16] que dirigem uma empresa de consultoria, escreveram um artigo na *Harvard Business Review* em que perguntaram a uma "amostra de 3.875 pessoas que receberam feedback negativo ou redirecionador se elas ficaram surpresas ou já sabiam do problema que foi levantado. Ficamos perplexos ao descobrir que 74% indicaram que *já sabiam* e *não* ficaram surpresos".[17]

A proporção entre feedbacks positivos e negativos tem a mesma importância no trabalho e no casamento. A pesquisadora Emily Heaphy, do Rhode Island College of Business, estudou algumas equipes para descobrir o papel do feedback no seu desempenho, e os resultados dela repetem assombrosamente a análise[18] do famoso psicólogo John Gottman a respeito da probabilidade de casais se divorciarem ou permanecerem casados. O maior determinante isolado para o sucesso é a proporção entre comentários positivos e negativos que os parceiros fazem um para o outro. E a proporção ótima é incrivelmente similar: cinco comentários positivos para cada comentário negativo. (Os que enfim se divorciaram tinham uma proporção de 0,77 para 1, ou cerca de três comentários positivos para cada quatro negativos.)

As pesquisas também sugerem que o problema subjacente para as condições ótimas dos feedbacks é a segurança psicológica. As pessoas precisam se sentir seguras o suficiente para ouvir, para lidar com suas áreas fracas, para serem vulneráveis ao compartilhar seu processo de crescimento e obter apoio quando estão num impasse. Toda a finalidade do feedback é aprender e melhorar, mas a capacidade de aceitar o feedback e refletir sobre ele significa que precisamos sentir que estamos seguros o bastante para ouvi-lo. Se nos sentimos seguros com a pessoa que nos dá um feedback e se confiamos que o interesse dela é nos ajudar a melhorar, em vez de nos prejudicar ou salientar nossos erros, estaremos em posição de aprender e crescer.

FAÇA ISTO: APLIQUE AS PRÁTICAS DE REFLEXÃO

As práticas a seguir são todas modalidades de reflexão. Algumas podem funcionar melhor do que outras para você, em alguns momentos, mas todas podem ser integradas em sua vida diária.

- **Reflexão investigativa.** Se um pensamento desafiador surgir, você poderá examinar a natureza do próprio pensamento. Como um detetive diante de um caso, você pode fazer perguntas para descobrir o que realmente está acontecendo: quem está tendo esse pensamento? Onde o pensamento está acontecendo? Essa forma de reflexão volta nossa atenção para a mecânica dos nossos sentidos, como eles funcionam, e como os pensamentos e as percepções são formados.

- **Manter um diário (em papel ou não).** Manter um diário é uma ótima maneira de refletir, mas "fazer um diário" tradicional, com papel e caneta, não é pré-requisito para a reflexão. Podemos fazer um diário mentalmente, em qualquer momento, em qualquer lugar – na volta para casa, enquanto toma seu café da manhã, ao fazer o jantar ou lavar a louça. Mas temos de ser honestos conosco mesmos sobre se estamos realmente fazendo isso. Para algumas pessoas, escrever um diário físico e criar o hábito ou o ritual de escrever as coisas pode ajudar a ter regularidade. Para outras pessoas, ter um parceiro de reflexão, alguém com quem você conversa periodicamente e com quem você compartilha suas reflexões, é uma prática útil.
- **Escrever livremente, sem alterações.** Simplesmente escreva. Ponha no papel tudo que estiver na sua mente a fim de abrir

Falhar melhor **221**

espaço para novas experiências e novas aprendizagens. Quando os pensamentos estiverem fora de sua mente, você pode até amassar o papel e pôr para reciclagem. O simbolismo de jogar fora alguma coisa é muito forte e dá uma sensação de liberdade. É como se você aplicasse a técnica de Marie Kondo ao seu cérebro – a magia da reflexão que muda a vida! – que nos lembra que pensamentos são apenas pensamentos: não têm substância, são passageiros.

- **Visualização/revisão.** A visualização pode ser usada com uma técnica chamada "exposição a imagens", que comparo com assistir a repetições de nossas experiências. Neste exercício, você escolhe uma experiência perturbadora que esteja ocupando espaço mental, por exemplo, receber um feedback negativo de um superior ou colega. Lembre desse incidente e visualize-o em detalhes – o espaço físico, os cheiros, a linguagem que a pessoa usou – e identifique os sentimentos (raiva, medo, de estar exposto) e os pensamentos que acompanham automaticamente a situação. Você pode continuar esse processo com uma exposição prologada de imagens até que o nível de perturbação que você experimentou com o incidente seja cerca de metade do que você sentiu inicialmente. Existe também uma versão da terapia de exposição que significa passar algum tempo no contexto que foi tão perturbador e permanecer ali até que o nível de perturbação diminua. Por exemplo, retorne ao local em que o incidente aconteceu. Reveja o comportamento. Enfrentar as coisas que mais tememos, seja falar numa reunião ou redigir um relatório, ajuda nosso cérebro a processar os pensamentos e os sentimentos difíceis que continuam a surgir no circuito de ruminações. Isso também diminui a evitação e a supressão dos sentimentos negativos porque a intensidade da dor diminui: ela não é mais tão avassaladora que não possa mais ser suportada.[*]

---

[*] Para exemplos de imaginação guiada, veja www.leahweissphd.com/guided-imagery.

A querida lista do que não fazer. Outra forma de terapia de exposição consiste em criar uma lista de coisas que você normalmente evitaria. Eu chamo isso de "querida lista do que não fazer", comparando-a à lista que recebemos de nosso parceiro de coisas que preferiríamos evitar. Um cliente com ansiedade social, por exemplo, poderia incluir no alto de sua lista convidar alguém para sair e, perto do fim da lista, pedir informações de trajeto. Para cada item de sua lista, dê uma nota para o nível de perturbação que você associe a essa ação. Use uma escala de 0 a 10, com o valor mais alto refletindo o maior desconforto. (Enviar um e-mail poderia ter uma nota 0, mas falar em público poderia ganhar um 10.) Tente colocar vários itens em cada nível de perturbação para que não haja grandes saltos. A ideia é percorrer a lista, do nível mais baixo de estresse até o mais alto. O mais provável é que você experimente cada item várias vezes, num período de poucos dias, até que a perturbação que sentiu ao estar naquela situação seja cerca de metade do que foi na primeira vez. Depois, passe para o próximo item na lista.[*]

Prática da gratidão. O conceito de praticar a gratidão ganhou imensa popularidade nos últimos anos por seu impacto aparentemente mágico sobre a saúde e o bem-estar. Praticar a gratidão faz muito sentido, se pensarmos nisso como um lembrete diário para refletir (não ruminar) e para incluir especificamente o que há de positivo em nosso mundo: a gentileza dos vizinhos, o esforço que é feito para dar apoio à materialidade da nossa experiência. Também comemorar nossas conquistas: minha amiga e mentora Jadah Sellner me incentivou a começar hoje um desafio de 30 dias para comemorar minhas conquistas e aquilo que está indo bem para mim profissionalmente a cada dia. Isso serve para equilibrar minha tendência a sempre me debruçar sobre o que poderia ser melhorado, sobre o que não está funcionando. Não que isso não seja uma

---

[*] Exemplo de uma "querida lista do que não fazer": www.leahweissphd.com/honey-dont.

Falhar melhor **223**

coisa boa a ser feita, mas precisa ser equilibrado, e há muitos benefícios numa abordagem baseada em forças, em vez de uma abordagem patológica ao trabalho e à vida.

- **Investigação guiada.** No budismo tibetano, existem diversas maneiras de refletir. Por exemplo, há investigações guiadas no treinamento *Madyamaka* para monges. Pediram a eles que refletissem sobre conceitos específicos, como a impermanência, o sofrimento, o valor da nossa vida e a lei do carma (ou causa e efeito). Depois, numa prática de purificação, eles trabalham com ações lastimáveis do passado, lembrando-se delas e fazendo o voto de não repeti-las. Talvez um dos traços distintos do budismo tibetano seja a clareza com que expressa o propósito desses tipos de reflexão e como fazê-los.

- **Tempo na natureza.** As pesquisas mostram[19] que o tempo passado na natureza reduz a ruminação. Considerando que mais de 50% das pessoas agora moram em áreas urbanas, o acesso à natureza é um problema real. Em 2050, essa proporção será de 70%. Passar mesmo um breve tempo ao ar livre ajuda a reflexão, especialmente quando muitos de nós passamos a maior parte da semana de trabalho em ambientes fechados.

Incorporar oportunidades e maneiras para praticar a reflexão não é uma proposição do tipo tudo ou nada. Os pesquisadores das mudanças comportamentais comprovam repetidamente que pequenas mudanças graduais, quando feitas repetida e consistentemente, têm o melhor resultado. Então, no contexto da nossa vida, isso significa ter metas simples que possamos executar no dia a dia.

A reflexão não é um caminho de mudanças dramáticas e rupturas. É uma prática com pausas, cutucadas e ajustes na direção do nosso propósito. É uma jornada de mudanças intencionais e graduais, que se somam para fazer diferença no modo como pensamos o nosso trabalho e o abordamos. No fim do dia, depois de uma reunião, de uma troca de e-mails (ou de algo que fizemos com alguma intenção), deveríamos parar para considerar como aquilo se desenrolou e redefinir nossa intenção. Podemos fazer isso de modo habilidoso e compassivo, sem nos perder em ruminações e julgamentos. Ao refletir sobre nossas experiências, podemos aprender com elas e ter mais consciência em nossas reações. Com a prática, paramos de desperdiçar tempo e energia com atitudes que não servem ao nosso propósito nem beneficiam nosso trabalho.

8

Como a coragem nos torna mais resilientes

Coragem é estar morrendo de medo, mas subir na sela mesmo assim.

– John Wayne

Logo antes de um dos lançamentos do ônibus espacial, uma engenheira que trabalhava na NASA percebeu que tinha calculado errado o peso da carga que havia sido embarcada na nave, o que criava uma situação potencialmente perigosa para os astronautas a bordo. A engenheira sabia que, se relatasse o problema, isso atrasaria o lançamento e custaria à NASA cerca de um milhão de dólares. Ela também temia que um erro desses pudesse significar o fim de sua carreira. Ela ficou pensando que havia a possibilidade de que tudo desse certo, e que seu erro nunca fosse descoberto. No entanto, o risco era grande demais, e ela sabia que tinha de informar um de seus supervisores sobre o erro.[1]

Infelizmente, todos conhecemos outro lançamento de nave em que os erros resultaram em tragédia. No caso do *Challenger*, vários funcionários da NASA tentaram interromper o lançamento. O engenheiro Bob Ebeling e quatro outros colegas alertaram os supervisores para possíveis problemas, mas autoridades do alto escalão ignoraram o alerta e seguiram com o lançamento conforme planejado. Há 30 anos, em uma entrevista anônima para a NPR – ele temia usar seu nome na época –, Ebeling lembrou de uma "reunião de pré-lançamento em que houve discussões acaloradas" e "horas de análise de dados e argumentos". Os dados mostraram que a vedação de borracha nos foguetes de impulso não selava adequadamente a baixas temperaturas, e que esse seria "o lançamento mais frio de todos os tempos". No dia do lançamento, a vedação falhou, e o *Challenger* explodiu um minuto depois da decolagem. Todas as sete pessoas a bordo morreram.

Ebeling se aposentou logo depois da tragédia e, conforme ele mesmo admitiu, nunca se recuperou totalmente. Trinta anos depois, ele falou para a NPR sobre o remorso, a culpa e a depressão com que lutou por anos: "Havia ali um número mais do que suficiente [de executivos da NASA e gerentes da Triokol, a fabricante da vedação] para dizerem: 'Ei, vamos esperar mais um ou dois dias'", lembra Ebeling. "Mas ninguém fez isso."

Do mesmo modo como foi preciso muita coragem para aquela engenheira falar do seu erro de cálculo do peso da carga, foi preciso enorme coragem para que Ebeling e seus colegas falassem antes de um lançamento do ônibus espacial tão anunciado e com tanto em jogo. Só que os finais muito diferentes das duas histórias evidenciam que, a menos que seja associada com uma ação decisiva, a coragem significa pouco mais do que boa intenção. Então como fazer para nossa coragem significar algo?

Elementos da coragem

Aristóteles disse: "A coragem é a primeira das virtudes humanas porque torna todas as outras possíveis". As virtudes são os ideais com os quais nos esforçamos para viver. Mas, mesmo quando temos as melhores intenções, pode ser um desafio incorporar nossos valores a nossas ações. Por que é assim?

Martin Seligman,[2] psicólogo da Universidade da Pensilvânia e fundador do movimento da Psicologia Positiva, revolucionou e quantificou o estudo da coragem. Junto com o dr. Christopher Peterson, um especialista no campo da esperança e do otimismo, Seligman estudou várias culturas e examinou uma ampla diversidade de textos religiosos e filosóficos para classificar e medir o que os dois chamam de Values in Action Inventory of Strengths (Inventário de Pontos Fortes de Valores em Ação). A coragem, considerada valiosa em quase todas as culturas, é definida por Seligman como "a vontade de alcançar metas diante da oposição interna ou externa".

Embora a coragem seja há tempos valorizada em tradições de sabedoria e na filosofia, a pesquisa sobre o que é a coragem e como cultivá-la ainda está em seus primórdios, mas um ponto em que todos parecem concordar é que há três elementos cruciais para a coragem: um objetivo moralmente valioso (segundo crenças morais "universais"); a ação intencional, e riscos e obstáculos percebidos que ameacem tanto a implantação de ação como a realização do objetivo. Então, você tem de identificar um objetivo, agir em relação a ele, e suportar a experiência do medo como parte desse processo.

Por definição, então, sem a experiência do medo, não existe coragem. O interessante a respeito disso é que podemos desenvolver nossa coragem apenas quando somos chamados a sair de nossa zona de conforto. Nós não podemos ser mais corajosos se nos afastarmos das coisas que nos dão medo. Isso significa que, se temos medo de falar em grupos, a única maneira de superar isso é participando de reuniões. Se temos medo de dar um feedback direto, precisamos praticar exatamente isso.

A coragem tem dois componentes centrais. O primeiro é a coragem inerente a enfrentar desafios e barreiras externos para o propósito de agir com integridade. Por exemplo, Mona Hanna-Attisha,[3] uma pediatra de Flint, em Michigan, foi a primeira pessoa a estabelecer a ligação entre os problemas de saúde de seus pequenos pacientes e os altos níveis de chumbo na água da cidade. Ela mesma testou a água e publicou seus dados numa coletiva de imprensa acompanhada por seus colegas médicos. Foi perseguida por membros da comunidade, criticada pelas autoridades públicas e investigada pela mídia. Embora tivesse sofrido muita ansiedade e adoecido em consequência disso, a prioridade da dra. Hanna-Attisha era a saúde e a segurança de seus pacientes, então ela continuou sua luta apesar dos perigos para si mesma. Graças a sua coragem, a questão foi enfrentada e há ações em andamento para resolvê-lo bem como para responsabilizar aqueles que foram cúmplices na ocultação do problema. A dra. Hanna-Attisha está agora na linha de frente para ajudar a tratar mais de oito mil crianças vítimas das consequências do envenenamento por chumbo.

O segundo componente da coragem é enfrentar desafios interiores. Os atos de coragem muitas vezes nos obrigam a reconhecer nossa falibilidade e assumir responsabilidade pela continuidade de um caminho doloroso de autodescoberta. Dessa maneira, mesmo ações menores, como envolver-se em práticas contemplativas como meditação e reflexão, exigem coragem. Quando digo às pessoas que participei de retiros de silêncio que duravam várias semanas, muitas vezes vejo que elas respondem com choque ou descrença. Elas não conseguem imaginar como pode ser assustador ou tedioso passar dia após dia, semana após semana, apenas em companhia da própria mente. (No entanto, para ser sincera, existe um aspecto de comunidade nesses retiros em grupo. É imensamente útil ter companhia para confrontar nós mesmos e nossos medos.) Isso me faz pensar na citação de Anne Lamott: "Minha mente é um bairro perigoso, eu tento não ir sozinha até lá".

Com a prática, porém, podemos aprender a tolerar melhor a sensação de medo bem como os objetos do nosso medo. Quando nos tornamos mais íntimos do medo, podemos aguentar sua expressão fisiológica. (Esse aperto no peito significa que estamos assustados, não morrendo.) Se estivermos com medo *demais*, então não podemos passar para a próxima etapa de ganhar tolerância para as coisas que nos assustam. Os seres humanos podem construir tal aversão ao objeto que temem que chegam a fazer grandes esforços para evitá-lo. Essa evitação do medo então se transforma em seu próprio tipo de sofrimento.

Enfrentar o medo pode significar apenas se voltar para o objeto temido em vez de se afastar dele e, talvez, nem caminhar em direção a ele. Não é preciso ir com tudo. Mas significa ir além de seu círculo de conforto. Se você tiver medo de falar em público, não é preciso começar se comprometendo a dar uma palestra diante de 500 pessoas. Você pode começar definindo a intenção de falar mais frequentemente em suas reuniões diárias. Quando isso estiver confortável, você pode testar sua coragem um pouco mais, talvez fazendo uma apresentação diante de um pequeno grupo de colegas confiáveis, e continuar a partir daí. Então, ter coragem significa não só superar aquilo que tememos, mas também aprender a nos envolver com o próprio medo.

Quanto mais praticamos ser corajosos e agir diante do medo, melhor ficamos nisso. Quanto mais não agirmos corajosamente e quanto mais ficarmos inteiramente nos limites da nossa zona de conforto, mais difícil se torna reunir a coragem quando isso é necessário. Para construir um caráter corajoso, você precisa fortalecer continuamente os músculos da coragem. Aristóteles disse que desenvolvemos a coragem ao realizar atos corajosos. As pesquisas psicológicas recentes também sugerem que a coragem é um hábito que desenvolvemos com atos repetidos de bravura. Estes podem assumir a forma de uma conversa difícil com o chefe ou um colega, trabalhar em direção a uma meta intimidadora, mudar de emprego, ou até fazer algo pessoalmente desafiador, por exemplo, treinar para uma corrida ou aprender a esquiar.

FAÇA ISTO: FAÇA UM INVENTÁRIO DO MEDO

Inventário do medo

Algumas vezes, ficamos tão acostumados com nossos medos (e com evitá-los) que nem percebemos quanto eles estão nos atrapalhando. Pare por um momento e pense em seus medos no trabalho e em como eles podem estar afetando você e as pessoas ao seu redor:

- Há algum colega difícil que você evita?
- Há algum projeto que você quer realizar, mas para o qual ainda não conseguiu ter coragem de pedir autorização para o chefe?
- Você sempre desvia o olhar quando as pessoas procuram um líder ou um facilitador numa reunião para que elas não o chamem?

Agora pense nos passos simples que você poderia dar para enfrentar esses medos:

- Você poderia convidar seu colega para tomar um café?
- Você poderia rascunhar uma proposta para o chefe e colocar seus pensamentos no papel?
- Você poderia treinar ser um facilitador numa reunião que inclua apenas alguns colegas em quem confia?

Christopher Keller,[4] um psicólogo clínico na Universidade Seattle Pacific, realizou um estudo em 2016 investigando o relacionamento entre coragem, bem-estar psicológico e bem-estar físico, e obteve resultados surpreendentes. Embora a pesquisa anterior tenha ligado a coragem a maior saúde mental, até o estudo de Keller pouco se sabia sobre o efeito da coragem sobre a saúde física.

Keller identificou quatro tipos de coragem, a praticada no trabalho/emprego (lidar com conflitos ou desafios no local de trabalho, assumir um risco de carreira), a religiosa/patriótica (assumir uma posição a favor dos próprios ideais e crenças), a social/moral (agir e colocar-se em risco social, financeira ou fisicamente por uma causa moral) e a independente (agir com altruísmo em relação aos outros à custa de si mesmo).[5]

Keller descobriu que agir com coragem prevê não só o bem-estar psicológico, mas também o bem-estar físico sob a forma de uma melhor regulação neuroendócrina ("neuroendócrina" significa a sobreposição entre os hormônios e o sistema nervoso), um melhor funcionamento do sistema imunológico, um risco reduzido de doença cardiovascular, melhora no sono e melhora da função cognitiva.[6] Agir corajosamente também se mostrou associado com menos dor. Em outras palavras, ter coragem é um forte fator de predição de bem-estar psicológico e físico. Quando encaramos os desafios do dia a dia, somos mais saudáveis. Quando não temos coragem – e nos escondemos, não agimos nem nos posicionamos –, levamos uma vida menor, com menos propósito, e sofremos as consequências dolorosas da supressão emocional.

A boa notícia é que os estudos mostram que muitos de nós somos corajosos no trabalho, especialmente quando se trata de desafios externos, como testemunhar assédio sexual ou *bullying*. Porém, embora 30% dos empregados observem ações ilegais no local de trabalho e 80% tenham experimentado ou testemunhado comportamentos abusivos de chefes ou colegas, uma porcentagem muito baixa realmente se posiciona.

O que leva um funcionário a agir com coragem em comparação com a pessoa na baia ao lado? Alguns pesquisadores indicam o caráter do indivíduo, outros enfatizam o papel do ambiente, do contexto e da cultura em que ele trabalha. O psicólogo Phil Zimbardo,[7] que realizou o famoso Experimento de Prisão de Stanford, diz que, em sua própria pesquisa, ele não foi capaz de especificar os fatores que transformam alguém em herói. As teorias citadas vão da existência de um "gene do herói" a ter níveis mais altos de compaixão. "A compaixão é uma virtude que pode levar ao heroísmo, mas não sabemos que isso acontece", diz Zimbardo. Outro importante insight de sua pesquisa, diz ele, é que "os heróis são mais eficazes quando não agem sozinhos, mas em rede. É formando uma rede que as pessoas têm os recursos para concretizar seus impulsos heroicos".

Um exemplo de coragem ampliada, ou talvez possibilitada, pelo trabalho em equipe é Cynthia Copper, a ex-vice-presidente de auditoria interna da gigante de telecomunicações WorldCom. Trabalhando à noite com uma equipe de colegas, Copper investigou e expôs um dos piores exemplos de fraude corporativa na história, somando 3,8 bilhões de dólares. Em 2002, a revista *Time* nomeou-a Pessoa do Ano por sua coragem em se posicionar, mas a coragem dela não acabou aí.

Copper permaneceu na WorldCom por mais dois anos, apesar de ser uma presença pouco popular no trabalho.

Ambientes de trabalho saudáveis permitem que os funcionários falem contra ideias ou normas aceitas. Algumas pesquisas mostram que ambientes como esses estão correlacionados com equipes de alta produção. As equipes que podem falar mais ganham mais, até certo ponto. Existe um nível ideal de chamar a atenção uns aos outros e lembrar as responsabilidades de todos e de cada um. Uma quantidade demasiada desse tipo de feedback, porém, é estressante e cria ineficiências, o que torna impossível fazer qualquer coisa num ambiente "aberto" *demais* ou repleto de críticas, mas uma dose moderada de desafio é boa para todos e promove atos de coragem.

A verdade é que a coragem importa não só para os empregados, mas também para os resultados. Um estudo[8] descobriu que, quando os empregados não se sentem à vontade para se posicionar, eles se sentem menos satisfeitos no trabalho. Também crescem o absenteísmo, comportamentos improdutivos no trabalho, uma baixa identificação com a equipe e, além disso, um pior desempenho e maior rotatividade. Em outro estudo, realizado na Universidade Cornell,[9] apenas 51% dos empregados das empresas citadas na Fortune 100 disseram que se sentem seguros ao se posicionar no trabalho e, como resultado, as empresas para as quais trabalham perdem no total 31,5 bilhões de dólares por ano. O treinamento de liderança da empresa VitalSmarts descobriu que custa 7.500 dólares para o empregador cada vez que um funcionário não se posiciona.[10] Em sua análise, disseram que "o estudo confirma o que temos visto nos últimos 30 anos: uma das barreiras mais caras para o desempenho organizacional é representada pelas conversas cruciais não resolvidas". Se evidências como essa não forem uma motivação suficiente para criar ambientes de trabalho seguros, não sei o que será.

Os ambientes de trabalho que sustentam a segurança psicológica estimulam equipes e organizações produtivas. A pesquisa publicada no *Journal of Applied Psychology*[11] mostra que, mesmo quando aqueles que se posicionam e desafiam o status quo não estão corretos, "eles fazem o resto do grupo pensar melhor, criar mais soluções e melhorar a criatividade para a solução de problemas". A segurança do grupo é outro componente importante dos ambientes de trabalho que propiciam atos de coragem. Quando nos sentimos apoiados pelos outros, podemos recuar para a segurança da equipe, se nossas ideias forem desafiadas: "Se os membros do grupo confiarem uns nos outros, tenderão mais a aceitar literalmente eventuais discordâncias e menos a interpretar erroneamente comportamentos de conflito diante de tarefas, inferindo intenções ocultas ou ataques pessoais como motivo por trás do comportamento... [Por outro lado,] quando os membros do grupo não confiam uns nos outros, eles tendem a interpretar negativamente o comportamento ambíguo dos outros e a inferir conflitos de relacionamento como uma explicação plausível para o comportamento". Mesmo que seu ambiente de trabalho não seja organizado numa estrutura de equipe, ter o apoio de nossos colegas pode nos ajudar a agir com coragem quando necessário.

Em 2014, depois dos escândalos da WorldCom, Enron e várias outras empresas importantes, três professores de escolas de administração entrevistaram 94 executivos de empresas, além de oficiais militares, na maioria homens, que trabalhavam em organizações como a NASA, a NFL, todas as quatro divisões das Forças Armadas, a GE, assim como algumas startups e hospitais, com o objetivo de identificar o que faz algumas pessoas resistirem à autoridade, e descobriram que "confrontar diretamente o próprio superior parece ser excepcionalmente arriscado, na opinião dos participantes". Em seus dados, descobriram que "resultados negativos relatados para os indivíduos corajosos vieram em grande medida de eventos classificados como resistência à autoridade (60% de incidentes de resistência à autoridade resultaram em prejuízos ao indivíduo contra apenas 26% dos outros incidentes)".

Existem boas razões para termos medo de nos posicionar quando estamos numa cultura que não incentiva nem apoia ideias contrárias às da maioria. Ethan Burris,[12] professor assistente de gerenciamento da

Universidade do Texas em Austin, pesquisa os riscos e as recompensas de se posicionar. Ele realizou três experimentos e um estudo de campo para examinar como as pessoas veem opiniões discordantes dos empregados e descobriu que "os que se posicionavam e desafiavam o status quo eram considerados menos competentes, menos dedicados à organização e mais ameaçadores, em comparação com aqueles que apoiam a maneira como as coisas são".

Amy Edmondson, professora da Escola de Administração de Harvard, e James Detert,[13] professor da Penn State, estudaram os desafios que os empregados enfrentam para se posicionar diante das autoridades internas e o que as organizações podem fazer para estimular esses atos de coragem. Sua pesquisa concentrou-se no comportamento em grandes empresas multinacionais, mas as lições aprendidas podem se aplicar também a empresas menores.

Os autores identificaram dois fatores que levam as pessoas a se sentirem mais ou menos seguras para falar o que pensam: diferenças individuais e fatores contextuais. As diferenças individuais incluíam habilidades de comunicação, nível de extroversão ou introversão e outros fatores da personalidade do indivíduo. O contexto é o ambiente externo de uma organização, que incentiva ou desestimula a participação.

Don Juan, citado por Jack Kornfield em *A Path with Heart*, disse certa vez: "Apenas como um guerreiro [espiritual] alguém pode suportar o caminho do conhecimento. Um guerreiro não pode reclamar nem se arrepender de nada. A vida dele é um desafio interminável, e não há como os desafios serem bons ou ruins. Desafios são simplesmente desafios. A diferença básica entre o homem comum e o guerreiro é que o guerreiro encara tudo como um desafio, enquanto o homem comum encara tudo como uma bênção ou uma maldição".

A reflexão nos ajuda a acessar nosso guerreiro interior, o que nos permite perceber a lacuna entre nossas intenções e nossas ações. É preciso coragem para estar disposto a olhar para essa lacuna. Como um de meus alunos disse certa vez, é preciso coragem para encarar "a tensão entre um coração naturalmente aberto e a mente naturalmente cautelosa". É um ato de bravura parar, olhar para o que estamos fazendo e para como estamos sofrendo, e sermos sinceros sobre aquilo que vemos. Com isso eu me refiro a reconhecer as coisas de que não gostamos, os sentimentos que nos deixam muito pouco à vontade, e os medos que temos a respeito de quem somos, do que somos capazes e de como somos percebidos.

A coragem também impede que fiquemos totalmente desmoralizados com o que vemos e, assim, não abortemos nossa missão e retornemos à segurança dos hábitos que podem ser confortáveis, mas que não nos ajudam a chegar aonde queremos realmente estar. Com coragem, podemos fazer algo em relação a nosso comportamento e nossas atitudes, podemos fazer as coisas de modo diferente, podemos tentar novamente.

Assim que começamos um novo curso de ação, vamos encontrar desafios, quer seja despertar compaixão por um colega especialmente irritante ou lidar com a papelada e a burocracia legal para abrir nossa própria empresa. Quando colocamos nosso propósito em prática com atenção plena e compaixão, tornamo-nos corajosos. Como Julie Aigner-Clark, fundadora da Baby Einstein Company, disse à *Forbes* numa entrevista em 2014:[14] "O medo e a dúvida são sempre os maiores obstáculos para iniciar um negócio. Será que minha ideia é boa o bastante? Será que os outros vão querer comprá-la? Mas eu realmente acreditava no que estava fazendo".

Quanto mais prevemos dificuldades, mais prontos estaremos para superá-los. No entanto, mesmo quando prevemos desafios, o fato é que algumas vezes caímos em hábitos antigos. Vamos falar de modo áspero com aquele colega irritante de cujo apoio precisamos para um projeto grande ou vamos evitar fazer a papelada que nos dá dor de cabeça.

Mesmo metas cotidianas podem incluir desafios. Eu tenho um post-it verde-limão em cima da minha mesa que diz: "Mantenha o foco e desligue o e-mail!". Mas alguns dias eu simplesmente não sigo esse conselho. Também tenho um plano A para desfrutar de uma longa rotina matinal e um backup, um plano B mais curto, para quando o plano

A é frustrado. Ainda assim, em vez de nosso início intencional do dia, mergulhamos nos e-mails e, quando damos por nós, já estamos ficando sem tempo para trabalhar naquilo que realmente importa. Não é essa a imagem que queremos de nós mesmos, mas temos uma escolha: tentar entender o que nos levou a usar nosso tempo de uma maneira com a qual não nos sentimos bem, e depois assumir a responsabilidade por nosso estado de espírito e nossas ações – ou não fazer nada. Isso é difícil. É desconfortável. E requer coragem.

Para ir daqui até lá, precisamos refletir sobre o que está motivando nosso comportamento, e isso requer uma magnitude de responsabilidade que não é fácil de despertar. Isso significa não responsabilizar outras pessoas nem a situação pelo que deu errado, mas, em vez disso, apontar o dedo para nós mesmos: "reunir todas as culpas numa só", como diz o slogan *lojong*.

FAÇA ISTO: MANTENHA-SE NA LINHA

Para alcançarmos nosso propósito, é importante formular nossas metas e depois garantir que usamos o tempo para progredir na direção delas. É preciso coragem para assumir a responsabilidade por nossas deficiências e mudar as ações para que levem a resultados mais satisfatórios.

Tente praticar o exercício a seguir para se manter na linha:

- O que está escrito naquele post-it metafórico no seu computador? Quais são as metas ou as aspirações que ajudam você a se conectar com seu propósito mais amplo ou que simplesmente esvaziam os comportamentos que causam ansiedade? Se você não tem um post-it em seu espaço de trabalho, pense em criar um e colocá-lo num ponto onde possa vê-lo facilmente.
- Dedique algum tempo para observar de que maneira você normalmente deixa de cumprir suas metas do dia ou da semana.

- Agora, pare para refletir sobre a lacuna entre o que você quer fazer e o que o tira da linha.
- Da próxima vez em que se sentir tentado a se entregar a algum comportamento que o afaste de suas metas, como passar uma hora lendo e-mails em vez de trabalhar na proposta com que está empolgado, pratique redirecionar sua atenção.

O que é preciso para ter coragem dessa maneira? Lembre-se de nossos três elementos da coragem: um objetivo moralmente valioso, uma ação intencional e os riscos, as ameaças e os obstáculos percebidos. É preciso saber que estamos com medo e não cair em velhos comportamentos de evitação. É preciso reconhecer que nossos pensamentos são apenas pensamentos e que um pensamento temeroso não precisa receber atenção. Ser corajoso significa ter consciência de que sentimos medo, mas enfrentar esse medo e agir na direção da nossa meta mesmo assim. Como eu digo para minha filha de 6 anos quando ela tem medo, ser corajoso não significa que não estamos com medo; significa que nós não deixamos que o medo nos paralise. Mas temos de questionar nossos pensamentos. E precisamos ter alguma outra coisa em que nos apoiar, como o nosso propósito, que nos leve a agir.

Nosso propósito conecta os dias, as horas e os momentos do nosso trabalho a algo maior do que a soma de suas partes. Quando somos estimulados pela noção de que somos parte de algo significativo, ficamos mais dispostos a assumir riscos, ter conversas difíceis e aceitar a responsabilidade em vez de jogar a culpa em outra pessoa. Tendemos mais a fazer coisas difíceis quando lembramos por que é importante fazê-las.

A coragem exige prática

Uma das lições extraídas das pesquisas em psicologia é que a exposição repetida a situações assustadoras constrói a coragem. Praticar algo (ou os passos que levam a algo) na vida real, ou ensaiá-lo mentalmente,

Como a coragem nos torna mais resilientes **239**

pode nos preparar para agir corajosamente quando estamos com medo. Essa tarefa pode parecer hercúlea, mas a prática é essencial.

Existem inúmeras maneiras diferentes de treinar para sermos mais corajosos. E coragem significa muitas coisas diferentes. Não é apenas a coragem de entrar correndo no prédio em chamas. Pode ser também a coragem para tentar assumir a perspectiva de alguém que tenha uma experiência diferente da nossa. A coragem pode significar deixar de nos defender de críticas ou de permanecer em nossa zona de segurança. Existem muitas maneiras de nos tornar mais corajosos: encarar nossos demônios, ser mais vulneráveis, ser honestos, dar feedback e perseverar, e isso exige um esforço contínuo. A coragem é algo que precisamos praticar o tempo todo como parte de ter uma vida com propósito.

Coragem moral gerencial

Coragem moral é a capacidade de agir corretamente diante de uma oposição popular, do desestímulo e da dificuldade para se posicionar conforme os princípios em que você acredita e com os quais se importa. Na Universidade de Quebec,[15] Michelle Harbour e Veronika Kisfalvi têm estudado o que chamam de "coragem moral gerencial". Elas classificaram dois tipos de coragem gerencial: a coragem de agir e a coragem de ser. Seus resultados revelam que os gerentes consideram que a coragem tem uma dimensão moral. Em outras palavras, eles consideram que na tomada de decisão há uma resposta ética a situações arriscadas ou difíceis. Além da autoconfiança e de um ego forte, os gerentes precisam buscar "apoio, estratégias de regulação e transferência de responsabilidade... a fim de manter sua coragem moral gerencial em momentos difíceis e intensamente emocionais". Essa pesquisa também mostra que a coragem é uma virtude muito valorizada e considerada crucial para os líderes e os gerentes de hoje.

Uma maneira para nos tornarmos mais corajosos é entender a coragem como uma habilidade que pode ser desenvolvida. Kathleen K. Reardon, professora de administração e organização na Escola de

Administração Marshall da Universidade do Sul da Califórnia, escreveu um artigo para a *Harvard Business Review* sobre como a coragem está ligada *às* habilidades de tomada de decisão e como você pode desenvolvê-la. Ela faz a distinção entre profissões como policial e bombeiro (em que as pessoas arriscam a vida no trabalho) e empregados em ambientes empresariais. Depois de entrevistar mais de 200 executivos em nível de diretoria e de média gerência, ela verificou que a coragem gerencial envolve assumir riscos calculados e tomar decisões que melhoram com a prática no decorrer do tempo.

Reardon criou o conceito de "cálculo de coragem", identificando um método de seis passos que começa com a determinação de metas e decidir se elas são viáveis, definir metas secundárias se as primeiras metas não funcionarem, e determinar a importância da meta, ou seja, se ela é de alta prioridade. Se for de baixa prioridade, pode não valer o risco, ou, como ela diz: "A situação exige ação imediata e de alto perfil ou algo com mais nuances e menos arriscada? A coragem não tem a ver com desperdiçar o capital político em problemas de baixa prioridade". Reardon também discute mudar o equilíbrio de poder a seu favor, criando redes fortes, pesando os riscos contra os benefícios, selecionando o momento correto para agir em vez de se apressar em alguma decisão, e desenvolver planos de contingência de modo a poder ter recursos e persistir, se as coisas não correrem como originalmente planejado.

Se você olhar apenas para o cálculo de coragem, pode ver a importância da atenção plena (em oposição à ação impulsiva ou apressada) na tomada de decisão. Quando confrontado com uma decisão entre fazer algo ou não, comece perguntando a si mesmo: "Isso é possível?". Depois, pergunte: "Isso é importante?". A seguir: "Posso agir de modo discreto ou a situação exige um confronto público?". Enquanto se faz essas perguntas, observe como está se sentindo. Você está desequilibrado? Em que lugar do corpo você sente isso? Usar a atenção plena pode ajudá-lo a reconhecer seu estado mental, emocional e físico. Isso não significa que às vezes você não aja quando está agitado, mas o mais frequente é que ter clareza de como está se sentindo pode impedir que você tome uma decisão impulsiva, como pedir demissão por causa de algo que não seja realmente importante para você.

É importante lembrar que a coragem não é apenas uma característica individual; é algo reforçado ou enfraquecido por nosso contexto social e pelo ambiente profissional; há um poderoso elemento social no local de trabalho. Quando as pessoas testemunham a coragem, falam sobre coragem ou ouvem falar de coragem, elas se sentem capacitadas a ser corajosas também. Quando trabalham numa cultura de medo, elas relutam a agir com coragem.

Algumas pesquisas sobre a coragem organizacional têm determinado que o fenômeno do "contágio emocional" (a ideia de que a emoção transita nos grupos: se uma pessoa sentir uma emoção, o resto do grupo também sentirá a mesma emoção) desempenha um papel equivalente na cultura dos locais de trabalho. "Quando a coragem é estimulada com êxito e instilada entre alguns indivíduos", diz Ralph Kilmann, da Universidade de Pittsburgh, "a dinâmica social das organizações significa que essa prática tem mais chance de facilmente se tornar uma virtude organizacional". Isso acontece porque "a coragem é socialmente contagiosa: a coragem surte efeito por meio do sentimento de elevação moral nos membros que testemunham os atos e por meio de interações sociais e histórias organizacionais".

Um modo de estimular a coragem no lugar do trabalho é servir de modelo para ela no nível executivo. Os líderes que são corajosos o bastante para seres sinceros e transparentes inspiram os empregados a fazer o mesmo. Isso é verdade quanto aos nossos líderes mais representativos e amados – os Martin Luther King e Aung San Suu Kyis do mundo –, mas podemos encontrar outros exemplos em locais de trabalho cotidianos. Também é verdade no caso da liderança do Dropbox, que voltou de um retiro em que os participantes compartilhavam suas próprias fraquezas e pediam para serem avisados quando escorregassem, pelo bem do próprio desenvolvimento, para aumentar a confiança nas equipes, e cultivar essa disponibilidade nos outros.

Uma parte de ser um líder transparente é estar aberto a receber feedback. É muito tentador nos esconder de nós mesmos. A disponibilidade para contar aos outros os nossos erros (para confessar, por assim dizer) é o início do processo de assumir a responsabilidade e fazer mudanças. Estarmos abertos a ouvir como estamos sendo percebidos pelos outros, mesmo quando isso é assustador ou desagradável, requer muita coragem. Nós vemos isso fora do local de trabalho sob a forma dos programas de 12 passos de reabilitação; em *sanghas* ou nas comunidades de crescimento pessoal ou espiritual; na terapia de grupo e nos *Lean In Circles* (círculos de ajuda mútua). Todos esses são exemplos do poder da responsabilidade e do feedback. A fim de que as organizações floresçam, elas devem criar sistemas de apoio sistêmico para os empregados.

FAÇA ISTO: MOTIVE COM O PROPÓSITO

Como você motiva aqueles que o rodeiam? Suas falas sobre os resultados, sobre as métricas trimestrais ou metas da equipe também abordam as motivações fundamentais das pessoas com quem você está trabalhando? Existem aspectos específicos da missão ou dos serviços prestados por sua empresa em que você pode se concentrar? Ou você pode aproveitar a oportunidade para entender melhor o significado que o trabalho tem para seus colegas, descobrindo:

- Por que eles estão empolgados com um projeto específico.
- Quais habilidades ou conhecimentos eles poderiam ganhar em decorrência do trabalho.
- Como o trabalho permite que as pessoas criem vidas melhores para si mesmas ou suas famílias.

Quanto mais você entende o que motiva os membros da equipe, melhor você pode acessar a capacidade deles para se conectarem com o próprio propósito e alcançar resultados significativos.

100% de responsabilidade

Diana Chapman, uma coach executiva dinâmica e coautora do livro *Os 15 compromissos da liderança consciente*, ensina o que chama de "100% de responsabilidade", que é um de seus compromissos dos líderes conscientes. Ela vem tornando essa ideia popular no mundo da YPO e além dele.

Na YPO, ou Young Presidents' Organization, quando alguém está atrasado para uma reunião, ele pode ser chamado para ir à frente do grupo para assumir as escolhas que fez e que provocaram seu atraso. A ideia é que, mesmo que estivesse preso no trânsito engarrafado, ele poderia ter feito escolhas diferentes que lhe permitissem chegar na hora. A lógica é que o atraso não é algo que *acontece a você*, mas sim uma situação que você cria com suas próprias escolhas.

Esses desafios permitem que as pessoas assumam a responsabilidade por seu papel em dado problema e reconheçam sua ação e capacidade de participar da situação. Pense na responsabilidade como uma torta: assumir sua parcela ("reunir toda a culpa numa só") pode ser uma ação corretiva para o sentimento que muitos de nós temos de estar à mercê de forças no trabalho e em nossa vida particular, especialmente as "forças" percebidas como os erros e a inaptidão das outras pessoas. Como Chapman diz, praticar 100% de responsabilidade não significa ser controlador nem ser ingênuo sobre os limites do nosso controle, mas significa que sempre temos escolhas, que sempre existe algo que podemos fazer e que afetará nossa situação, começando pela maneira como a vemos. No experimento de responsabilidade, praticamos com "histórias opostas", considerando a responsabilidade que poderíamos atribuir a outra pessoa, por exemplo, e transformando-a em seu oposto: uma história sobre o que poderíamos ter feito ou, ainda mais importante, podemos fazer. Sempre temos o poder de afetar (o que não quer dizer controlar) o nosso destino. Nós não podemos todos ser CEOs – e a maioria nem gostaria de ser –, mas podemos ser influenciadores.

Todos nós somos líderes em algum contexto: no trabalho, em casa ou, em último caso, em nossa própria vida.

Assumir responsabilidade requer coragem. Ser responsável, deixar de culpar os outros e concentrar-se no que está dentro de nosso controle: é muito mais desafiador do que podemos imaginar inicialmente. O modelo social de interação conhecido como triângulo de drama de Karpman (que uso no meu curso e é usado na YPO, entre outros lugares) se concentra em nosso hábito de passar de vítima para herói e dar aos outros papéis complementares. Esse modelo foi originalmente desenvolvido pelo médico Stephen Karpman, como uma ferramenta para ilustrar a conexão entre responsabilidade e poder, e seu relacionamento com os limites. Quando as pessoas interagem, elas podem assumir o papel de Perseguidor (ou Vilão), Salvador (ou Herói) ou Vítima. A ideia é assumir a responsabilidade por seu próprio papel e transformá-lo de passivo para uma posição capacitada para o bem mais amplo do grupo.

Precisamos assumir nosso ponto de controle. Precisamos assumir a responsabilidade por nossas ideias, nossas atitudes, nossos relacionamentos, nossas ações. Segundo as pesquisas sobre autoeficácia e o ponto de controle interno e externo, podemos ser corajosos (isto é, passar a assumir nossa influência em nossa vida), podemos liderar nossa própria vida, quer sejamos o CEO ou estejamos no degrau mais baixo da escada organizacional. Podemos não ser capazes de controlar os fatores externos por decreto, se não temos poder evidente, mas podemos controlar os fatores internos, e podemos influenciar os outros. Ainda assim, isso requer uma coragem básica e disponibilidade para avaliar nosso próprio papel e as opções que temos ao nosso alcance, e nos concentrar neles em vez de culpar alguém. Nós podemos agir sobre nossa maneira de pensar, quer sejamos alguém subindo na hierarquia ou uma faxineira de hospital que escolhe reconhecer que é uma parte integral da equipe de atendimento.

Ao nos relacionarmos com compaixão com os colegas, como seres humanos e membros da equipe em vez de ameaças, podemos enfrentar

Como a coragem nos torna mais resilientes **245**

o trabalho com a força de muitas pessoas em vez de uma só, e concluir que temos mais recursos para fazer bem nosso trabalho porque não estamos desperdiçando esses recursos com coisas ruins. Em vez da distração de ficar vigiando o que ocorre por trás das nossas costas, somos incentivados pelas pessoas que protegem as nossas costas.

Gosto do modelo de Karpman e o utilizo porque é uma prática interessante para reconhecer nossas próprias histórias e se estamos alocando a ação a nós mesmos ou exteriormente. Além disso, ele pode nos ajudar a enxergar nosso padrão de culpar os outros.

O perigo dessa perspectiva, porém, é que ela pode ser usada para culpar as outras pessoas. É claro que nem todos têm a mesma flexibilidade em termos de tempo ou do papel que desempenham, o que permitiria que se movessem no mundo exatamente como gostariam. Assim, se usarmos tal modelo, deveria ser como uma prática de olhar no espelho, não como uma maneira de culpar os outros. O perigo com o conjunto da YPO é que eles têm o privilégio de direcionar sua vida profissional de uma maneira que a maioria das pessoas não tem. Assim, é importante que atribuir 100% da responsabilidade não se transforme em terceirizar a culpa.

No contexto do slogan do *lojong* "reunir todas as culpas em uma só", esse "uma só" se refere ao apego ao ego. A "uma só" a ser culpada (não outras pessoas ou condições) é o nosso próprio foco estreito em nós mesmos, provocado por nossa identificação equivocada com uma noção dualista do eu. Em inglês, isso significa que ficamos tão restritos ao nosso ponto de vista na maior parte do tempo que tendemos a culpar os outros quando as coisas dão errado. Para mudar esse padrão, praticamos direcionar todas as culpas para o nosso próprio apego ao ego. Isso não significa nos estapear. Significa assumir a responsabilidade e perceber que o padrão de ficar na defensiva e "tirar o nosso da reta" não é a única maneira de passar pelo mundo. Cada vez que nos pegarmos jogando a culpa, podemos praticar assumir a responsabilidade.

Para sua própria prática, todas as vezes que você se flagrar quase culpando outra pessoa por qualquer coisa, pegue a si mesmo e vire a culpa para você, experimentando assumir mentalmente a responsabilidade. Qual é a sensação? Tente abordar esse exercício com curiosidade, não com julgamento.

Pergunte a si mesmo:

Estou assumindo plena responsabilidade pela minha renovação e meu bem-estar físico, emocional, mental e espiritual?

Estou apoiando os outros a assumir a plena responsabilidade por sua renovação e bem-estar?

Ou:

Estou me culpando ou culpando os outros por tudo que está errado no mundo?

Estou escolhendo ser a vítima, o salvador ou o perseguidor, assumindo mais ou menos do que 100% de responsabilidade pela minha vida?

Quando temos mais clareza a respeito do nosso papel em qualquer situação determinada, podemos fazer uma escolha intencional a respeito dos melhores próximos passos. Tudo começa com a coragem de desafiar nossas suposições e nos abrir para a vulnerabilidade.

FAÇA ISTO: CULTIVE A RESPONSABILIDADE

A VitalSmarts, empresa com foco em treinamento de desempenho, realizou uma pesquisa extensa sobre as maneiras como a coragem e a responsabilidade afetam o desempenho. Com base nesses dados, publicaram recomendações importantes que os empregadores podem dar aos funcionários para incentivá-los a agir com coragem:

1. **Mude seu pensamento.** Em vez de pensar sobre os riscos causados por se posicionar, pense sobre os riscos causados por não expressar suas preocupações.

2. **Dissipe suas emoções.** Muitas conversas importantes fracassam porque as emoções que surgem obscurecem as palavras que estão sendo ditas. Tente entrar no diálogo com a suposição de que a outra pessoa é um ser humano racional e

Como a coragem nos torna mais resilientes

razoável. Não só isso ajudará você a se concentrar nas palavras que ela disse, mas também o ajudará a agir de modo colaborativo e agradável.

3. **Faça os outros se sentirem seguros.** Quando assuntos delicados são discutidos, muitas pessoas ficam na defensiva. Para que aqueles com quem você interage se sintam seguros, comece as conversas cruciais garantindo sua intenção positiva e seu respeito por eles. Quando as pessoas se sentem respeitadas e confiam em seus motivos, elas podem baixar a guarda e ouvir.

4. **Incentive discussões.** Depois de ter criado um ambiente seguro, certifique-se de que a outra pessoa entenda que não tem problema se ela discordar de você. Aqueles que melhor sabem manter conversas cruciais não tentam simplesmente impor suas opiniões sobre os outros; eles também aprendem com aqueles com quem estão falando.

248 O trabalho como deve ser

9

Organizações com um propósito

Quando você está rodeado por pessoas que compartilham um compro-
misso apaixonado com um propósito comum, tudo é possível.
— Howard Schultz, CEO da Starbucks

Uma coisa é praticar o propósito em nível individual. Como empregados (e como pessoas), temos a liberdade de escolher como responder a desafios no local de trabalho. Podemos escolher ser mais compassivos, cultivar coragem, prestar atenção à sabedoria de nossas emoções. E sabemos que o contexto social do local de trabalho permite que nossas atitudes e ações sejam virais: quando escolhemos agir com atenção plena, passamos a influenciar as pessoas que nos rodeiam para que ajam do mesmo modo.

Por exemplo, Chade-Meng Tan foi um dos engenheiros originais do Google e atualmente tem o papel de Jolly Good Fellow (Bom Companheiro), um título que visa provocar sorrisos, mas que lhe dá a oportunidade de servir como o porta-voz para uma cultura de atenção plena na empresa e além dela. Depois de estudar e implantar a atenção plena em nível pessoal, Tan levou os princípios da atenção plena para a empresa. A direção gostou do que ouviu e o resultado foi um curso de redução de estresse baseado em atenção plena, projetado para engenheiros.

O curso opcional começou em pequena escala em 2007, mas Tan conseguiu recrutar pessoas suficientes para que o Google o expandisse, e agora centenas de participantes se inscrevem anualmente. No decorrer dos anos em que Tan oferece o curso, ele trabalhou com milhares de pessoas, uma pequena porcentagem do tamanho total do Google, talvez, mas mesmo assim notável. É um bom exemplo não só do impacto e da eficácia do coaching conduzido por um de seus pares, mas também de como a paixão e o propósito de um empregado podem se infiltrar e influenciar toda uma cultura corporativa. A história de Tan serve como guia básico de como agir sem ter os recursos de uma posição no nível de CEO.

Essa é uma maneira de começar a curar um ambiente de trabalho tóxico – de baixo para cima, por assim dizer. Mas, além de esforços liderados por seus pares, as abordagens iniciadas por líderes podem também ser muito efetivas. E essas estratégias podem ser promovidas por esforços programáticos e levar a mudanças culturais reais e mensuráveis.

A questão é: como é a atenção plena no nível organizacional? Como as empresas podem ter mais atenção plena sistemicamente?

Recentemente, reuni-me com o reitor da Escola de Administração de Stanford, Jonathan Levin, para conversar sobre esse assunto, e perguntei: como reconhecemos uma organização que pratica adequadamente as habilidades psicossociais e quais são os critérios com que podemos começar a basear nossa avaliação? Em outras palavras, como sabemos o que constitui uma organização com um propósito?

Mencionei algumas capacidades fundamentais que ensino, como autopercepção, foco, priorização, transparência e sinceridade compassiva. Depois, pedi ao reitor Levin que citasse empresas que fossem exemplos dessas características.

Ele me falou de algumas organizações que desenvolveram culturas únicas em que a liderança busca ativamente integrar qualidades como a atenção plena aos seus processos. Uma dessas organizações é a Bridgewater, o maior fundo multimercado no mundo, que administra 150 bilhões de dólares em investimentos globais.

Abordagens iniciadas pelo líder

Eu vinha prestando atenção na Bridgewater há algum tempo. Na verdade, até recomendava aos meus alunos que assistissem a vídeos do CEO da organização, Ray Dalio, falando sobre o papel da meditação em seu próprio sucesso pessoal e também nos princípios operacionais de sua organização.

No vídeo, Dalio diz que começa seu dia no escritório afastando sua cadeira da janela do escritório e meditando por 20 minutos. Seus empregados são incentivados a fazer a mesma coisa. Ele também ajudou a criar uma cultura em que os princípios fundamentais de transparência radical e sinceridade são incentivados em nível pessoal, interpessoal e organizacional.

Assim, os empregados são incentivados não só a serem sinceros, mas também a esperarem sinceridade uns dos outros. A transparência radical, conforme descrita por Dalio, é "uma lealdade saudável [que] estimula o aprimoramento ao abordar abertamente os erros e as fraquezas". Ele explica por que isso beneficia sua organização: "Quanto mais as pessoas são abertas sobre suas dificuldades, mais úteis para elas os outros podem ser. Num ambiente em que os erros e as fraquezas são tratados com franqueza, as pessoas que enfrentam seus desafios têm o caráter mais admirável. Em comparação, quando os erros e as fraquezas são escondidos, o caráter pouco saudável é legitimado". Em outras palavras, as melhores decisões não podem ser tomadas quando as pessoas estão retendo informações porque estão com medo de se posicionar quando isso é constrangedor.

Organizações com um propósito **251**

Em sua recente palestra TED, Dalio endossou o conceito da transparência radical como uma característica importante de uma organização efetiva. Uma organização só pode tomar boas decisões quando tem acesso ao máximo de pontos de vista possível. É uma ideia atraente, mas não é fácil de colocar em prática. Como Dalio descreve, fazer isso pode ser "emocionalmente difícil" e é preciso prática. Ele enfatiza que a melhor maneira de aperfeiçoar essa capacidade é "observar-se nas conversas com os outros", aumentar sua autopercepção, dar atenção a seus hábitos de comunicação, considerar os benefícios de se expressar mais sinceramente, e ter em mente que, embora esses novos comportamentos possam parecer estranhos a princípio, os benefícios para você e a organização mais do que compensam o desafio.

Outro exemplo que o reitor Levin citou foi Christopher Forman, o CEO da empresa imobiliária Decurion Corporation. Ele vê Forman como um líder que está se esforçando para criar uma cultura empresarial consciente. Forman é ex-aluno da GSB e tem um estilo de liderança peculiar. Por exemplo, quando seus empregados precisam resolver um problema, o protocolo da empresa é que todos os envolvidos na situação sentem-se no meio de um círculo e lidem diretamente com o problema.

É claro que a abordagem de se sentar num círculo não é necessariamente boa para todas as pessoas, mas Forman fez com que funcionasse, o que resultou no desenvolvimento de lideranças, no desenvolvimento emocional e numa dinâmica interpessoal produtiva em toda a empresa. Ao empregar um conjunto de processos que transformam a comunicação direta num processo respeitoso e produtivo, Forman criou uma cultura profissional que atrai profissionais que apreciam esse tipo de abordagem transparente e colaborativa para resolver problemas.

Deve-se também levar em conta que a Bridgewater e a Decurion são empresas unanimemente consideradas bem-sucedidas, no nível mais elevado de seus respectivos setores, o que sugere que seus valores fundamentais de flexibilidade, criatividade e resiliência diante dos desafios são benéficos (ou pelo menos não mutuamente exclusivos) para o sucesso organizacional. Ao incentivar seus empregados a se concentrarem em suas próprias falhas e serem vulneráveis e abertos ao abordá-las, os empregados crescem como pessoas e as organizações prosperam.

Sem dúvida, existe um movimento em andamento, nos principais programas de MBA, para incluir disciplinas que treinam habilidades psicossociais; além do meu curso, existem exemplos de cursos voltados para inteligência emocional e atenção plena em Harvard, Yale, Columbia e muitas outras universidades. Há também um movimento nas principais empresas para incluir o treinamento dessas habilidades como parte do desenvolvimento de funcionários e de executivos.

O sucesso de se integrar essas habilidades psicossociais de alto impacto significará coisas diferentes para organizações diferentes. Nem todos querem anotar seus fracassos ou erros num caderno de problemas para que todos vejam, nem que os empregados compartilhem seus sentimentos negativos com um "botão de dor" por meio de um aplicativo do iPad – e tudo bem. Dependendo do setor, da cultura e das metas da organização, as métricas serão planejadas de modo diferente. Uma empresa de assistência médica, por exemplo, pode medir o efeito da atenção plena e da compaixão ao monitorar o aumento das taxas de satisfação e de redução de erros médicos, enquanto um fundo multimercado provavelmente vai se concentrar em tomada de decisão e em dólares ganhos.

Quando a liderança de uma empresa determina que um conjunto específico de habilidades ou competências é importante para sua missão ou cultura, uma maneira de instruir seus empregados é com um treinamento obrigatório. Até onde eu sei, não existe atualmente nenhum programa obrigatório que incorpore o treinamento baseado na atenção plena. Considerando os dados que confirmam a atenção plena como um ativo para a retenção e a felicidade dos empregados e também para os resultados da empresa, tenho de me perguntar se essa não é uma oportunidade não aproveitada.

Outra maneira de integrar a atenção plena a uma abordagem de cima para baixo é usar princípios baseados na atenção plena no processo de recrutamento.* Por exemplo, o gigante da tecnologia LinkedIn considera a compaixão um valor central da empresa e o usa na fase de contratação. Eles perguntam aos possíveis novos contratados como responderiam a escolhas difíceis entre o bem-estar humano e os resultados financeiros.

Com práticas de contratação que priorizam qualidades como a compaixão, obtemos mais pessoas que provavelmente se encaixam numa cultura que explicitamente age conforme seus principais valores. Mas, quando são contratados, como os funcionários mantêm vivos esses valores? Os melhores líderes dão oportunidades – e escolhas – aos funcionários. Por exemplo, Mark Benioff, CEO da Salesforce, vive e respira a atenção plena e queria incorporá-la como um valor central de sua empresa. Os escritórios da Salesforce têm salas de meditação abertas a todos, mas não são obrigatórias para ninguém. Ele também convida palestrantes como Thich Nhat Hahn, mas comparecer a essas palestras é opcional. Práticas como essas não são apenas respeitosas para com as escolhas e os valores individuais, mas também têm maior probabilidade de surtirem o efeito desejado do que atividades "obrigatórias".

Quando fui ao Google para uma consultoria sobre como melhor incorporar as práticas de atenção plena no local de trabalho, analisamos de que maneira poderíamos influenciar os rituais e os sistemas já adotados, desde a organização do refeitório até as políticas de Recursos Humanos, e nos perguntamos: como podemos acender uma faísca inicial de interesse pela prática de compaixão e depois alimentar essa faísca até que se torne uma chama muito maior? Queríamos ter certeza de que nossas ações seriam relevantes para a maioria dos funcionários que provavelmente não se inscreveriam para um curso de meditação, ou

---

* Aqui, ao contrário do capítulo 3, as expressões de cima para baixo e de baixo para cima estão sendo usadas no contexto da gerência versus funcionários, em que "ações de cima para baixo" se referem a ações da gerência e "ações de baixo para cima" àquelas dos funcionários.

para aqueles que poderiam até se inscrever, mas acabariam não achando que a meditação se encaixa em seu estilo de vida.

A empresa de assistência de saúde Aetna é outra organização que integra valores corporativos de cima para baixo. O CEO Mark Bertolini criou a função de DAP, ou Diretor de Atenção Plena [CMO, na sigla em inglês], e indicou um colega de confiança para executar o programa de atenção plena da empresa. Criar essa função pouco ortodoxa não só indica aos empregados quem procurar se estiverem interessados em aprender habilidades e práticas baseada na atenção plena, mas também transmite uma mensagem clara sobre os valores da organização.

No entanto, mesmo quando a mensagem vem de cima, há obstáculos. Alguns funcionários podem não se sentir totalmente à vontade com os valores que estão sendo apresentados de cima. As organizações podem também ter dificuldade para encontrar o equilíbrio entre espaços, práticas e rituais obrigatórios ou opcionais. E, é claro, existe o maior de todos os desafios: a atenção plena não pode, em última análise, ser limitada a um curso (obrigatório ou não). A fim de ser eficiente, precisa fazer parte da trama do tecido do local de trabalho. Meditar ou se reunir uma vez por mês não será eficiente; essas práticas têm de ser implantadas consistentemente, diariamente, em especial quando as coisas estão agitadas e estressadas.

ESTRATÉGIAS INICIADAS PELO LÍDER PARA INTEGRAR A ATENÇÃO PLENA NO LOCAL DE TRABALHO:

- Reconhecer a necessidade da atenção plena em todas as facetas de uma empresa
- Avaliar oportunidades em espaços de trabalho compartilhados
- Abordar falhas da prática nas reuniões e resolvê-las
- Trabalhar para criar um ambiente seguro para todos os empregados

- Tornar o treinamento da atenção plena tão importante quanto o treinamento de RH
- Incorporar princípios da atenção plena em políticas e documentos de cultura corporativa
- Contratar levando em conta critérios como compaixão e serviço
- Encontrar fraquezas da equipe e lidar com as lacunas

A má notícia é que nossas experiências individuais de vida, responsabilidades e preferências pessoais sempre farão com que ter um emprego seja um desafio. Nossos valores e nossa ética, nosso histórico e sentimentos não podem ser verificados na porta. Não existe um limiar mágico separando "trabalho" e "vida". Tudo isso faz parte do mesmo caminho. Tudo isso se encaixa em algum ponto da imagem da nossa tampa do quebra-cabeças.

A boa notícia é que, embora nossa humanidade possa nos causar dor no trabalho, ela também nos capacita a ser melhores no emprego e até nos permite a oportunidade de prosperarmos. E nossas histórias, nossos valores e metas – as próprias fontes de nossos conflitos e dores – também são um recurso incrível para a compaixão, a colaboração e os insights. Contudo, a fim de que essas qualidades exerçam uma influência produtiva e positiva sobre o trabalho que fazemos e as organizações em que trabalhamos, temos de ir além de tolerar ou ignorar educadamente as diferenças.

O modo como trabalhamos e como vivemos faz diferença. Como indivíduos e como organizações, temos de defender os valores humanos, tendo em mente que somos seres humanos com vidas e corpos humanos, mesmo enquanto estamos no trabalho e trabalhando. Como empregados, precisamos assumir a responsabilidade por nossa própria sanidade. Não podemos esperar que nosso chefe ou o diretor de RH façam isso por nós. Temos muito mais influência sobre nossa situação do que costumamos perceber. E com essa influência vem a responsabilidade. Nós somos responsáveis.

Todos nós temos de nos considerar uns aos outros responsáveis, quer sejamos executivos, gerentes de nível médio ou empregados recém-contratados. Todos nós temos de decidir como permitiremos que os outros sejam tratados no mundo. E o trabalho faz parte do mundo. Você pode exigir respeito de seus colegas, de seus líderes, de si mesmo. Pode defender a integridade e a compaixão, mesmo nas pequenas coisas. E a maneira de fazer isso é promover uma cultura dotada de um propósito e se engajar nela.

Quando fazemos isso, não só nossa empresa vai se sair melhor, como nós ficaremos melhores. Teremos um desempenho melhor. A nossa versão que chega em casa de noite será uma versão que nossa família e nossos amigos querem ver. Nós entenderemos nosso dia de trabalho como parte de nosso propósito mais amplo, aquele com P maiúsculo.

Não aceitaremos versões menores de nós mesmos ou de nosso trabalho. Não seremos perfeitos, mas seremos processos em andamento, trabalhando com intenção, trabalhando em direção ao significado e, em última análise, levando uma vida significativa.[1]

Notas

Introdução

1. DAVIDSON, K. Employers find 'soft skills' like critical thinking in short supply. *Wall Street Journal*, 30 ago. 2016. Disponível em: https://www.wsj.com/articles/employers-find-soft--skills-like-critical-thinking-in-short-supply-1472549400. Acesso em: 11 maio 2021.
2. BERGER, G. Soft skills are increasingly crucial to getting your dream job. *LinkedIn*, 30 ago. 2016. Disponível em: https://www.linkedin.com/pulse/soft-skills-increasingly-crucial-getting-your-dream-guy-berger-ph-d-. Acesso em: 11 maio 2021.

Capítulo 1: Cura para o ambiente de trabalho tóxico

1. WARGOCKI, P. *et al.* Perceived air quality, Sick Building Syndrome (SBS) symptoms and productivity in an office with two different pollution loads. *Indoor Air*, vol. 9(3), 1999. Disponível em: https://pubmed.ncbi.nlm.nih.gov/10439554/. Acesso em: 11 maio 2021.
2. MAZROEI, A.; KAUSHIK, A.; ELSARRAG, E. Impact of indoor environmental quality on occupant well-being and comfort: a review of the literature. *International Journal of Sustainable Built Environment*, vol. 5(1), jun. 2016. Disponível em: https://www.sciencedirect.com/science/article/pii/S2212609016300140?via%3Dihub. Acesso em: 11 maio 2021.
3. ALLEN, J. G. *et al.* Associations of cognitive function scores with carbon dioxide, ventilation, and volatile organic compound exposures in office workers: a controlled exposure study of green and conventional office environments. *Environmental Health Perspectives*, vol. 124(6), jun. 2016. Disponível em: https://ehp.niehs.nih.gov/doi/10.1289/ehp.1510037. Acesso em: 11 maio 2021.

4. STUBBS, W.; COCKLIN, C. An ecological modernist interpretation of sustainability: the case of Interface Inc. *Business Strategy and the Environment*, vol. 17(8), jul. 2006. Disponível em: https://onlinelibrary.wiley.com/doi/abs/10.1002/bse.544. Acesso em: 11 maio 2021.

5. ANDERSON, R. The business logic of sustainability. *TED Talks*, fev. 2009. Disponível em: https://www.ted.com/talks/ray_anderson_on_the_business_logic_of_sustainability/transcript?language=en. Acesso em: 11 maio 2021.

6. HAWKEN, P. *The ecology of commerce*: a declaration of sustainability. Nova York: Collins Business, 1993.

7. National Public Radio; Robert Wood Johnson Foundation; Harvard T.H. Chan school of Public Health. *The Workplace and Health*, maio 2016. Disponível em: https://legacy.npr.org/documents/2016/jul/Workplace-Health-Poll.pdf. Acesso em: 11 maio 2021.

8. RAY, R.; SANES, M.; SCHMITT, J. No-vacation nation revisited. *Center for Economic and Policy Research*, maio 2013. Disponível em: https://www.cepr.net/documents/publications/no-vacation-update-2013-05.pdf. Acesso em: 11 maio 2021.

9. KIVIMÄKI, M. *et al.* Long working hours and risk of coronary heart disease and stroke: a systematic review and meta-analysis of published and unpublished data for 603,838 individuals. *The Lancet*, vol. 386(10005), ago. 2015. Disponível em: https://www.thelancet.com/journals/lancet/article/PIIS0140-6736(15)60295-1/fulltext. Acesso em: 11 maio 2021.

10. APA – American Psychological Association. Stress in America Survey. *APA*, 2007. Disponível em: http://www.apa.org/news/press/releases/stress/index.aspx. Acesso em: 11 maio 2021.

11. FROST, P. J. Why compassion counts! *Journal of Management Inquiry*, vol. 20(4), jun. 1999. Disponível em: https://journals.sagepub.com/doi/10.1177/105649269982004?icid=int.sj-abstract.similar-articles.3. Acesso em: 11 maio 2021.

12. PFEFFER, J. Why the assholes are winning: money trumps all. *Journal of Management Studies*, vol. 53(4), jan. 2016. Disponível em: https://onlinelibrary.wiley.com/doi/full/10.1111/joms.12177. Acesso em: 11 maio 2021.

13. Ibid.

14. KHURANA, R.; NOHRIA, N. It's time to make management a true profession. *Harvard Business Review*, vol. 86(10), out. 2008. Disponível em: https://hbr.org/2008/10/its-time-to-make-management-a-true-profession. Acesso em: 11 maio 2021.

15. RUBIN, R. S.; Dierdorff, E. How relevant is the MBA? Assessing the alignment of required curricula and required managerial competencies. *Academy of Management Learning and Education*, vol. 8(2), jun. 2009. Disponível em: https://www.researchgate.net/publication/283149177_How_Relevant_Is_the_MBA_Assessing_the_Alignment_of_Required_Curricula_and_Required_Managerial_Competencies. Acesso em: 11 maio 2021.

16. MURPHY, M. *Hiring for Attitude*. Nova York: McGraw-Hill, 2012.

17. PLANET MONEY. What's your major? 4 decades of college degrees, in 1 graph. *Planet Money*, 9 maio 2014. Disponível em: http://www.npr.org/sections/money/2014/05/09/310114739/whats-your-major-four-decades-of-college-degrees-in-1-graph. Acesso em: 11 maio 2021.

18. APPELBAUM, Y. Why America's business majors are in desperate need of a liberal-arts education. *The Atlantic*, *28* jun. 2016. Disponível em: https://www.theatlantic.com/business/archive/2016/06/why-americas-business-majors-are-in-desperate-need-of-a-liberal-arts-education/489209/. Acesso em: 11 maio 2021.

19. DAVIDSON, K. Employers find 'soft skills' like critical thinking in short supply. *Wall Street Journal*, 30 ago. 2016. Disponível em: https://www.wsj.com/articles/employers-find-soft-skills-like-critical-thinking-in-short-supply-1472549400. Acesso em: 11 maio 2021.

20. BERGER, G. Soft skills are increasingly crucial to getting your dream job. *LinkedIn*, 30 ago. 2016. Disponível em: https://www.linkedin.com/pulse/soft-skills-increasingly-crucial-getting-your-dream-guy-berger-ph-d-. Acesso em: 11 maio 2021.

21. SCHAWBEL, D. Arianna Huffington: why entrepreneurs should embrace the third metric. *Forbes*, 25 mar. 2014. Disponível em: https://www.forbes.com/sites/danschawbel/2014/03/25/arianna-huffington/?sh=1bbb36d11aa4. Acesso em: 11 maio 2021.

Capítulo 2: Trabalho em plena catástrofe

1. KABAT-ZINN, J. *Full catastrophe living*: using the wisdom of your body and mind to face stress, pain, and illness. Nova York: Bantam Books, 2013.

2. BLACKBURN, E. H. Telomeres and telomerase: the means to the end (Nobel lecture). *Angewandte Chemie International Edition*, vol. 49(41), set. 2010. Disponível em: https://onlinelibrary.wiley.com/doi/abs/10.1002/anie.201002387. Acesso em: 11 maio 2021.

3. EPEL, E. S. *et al.* Accelerated telomere shortening in response to life stress. *Proceedings of the National Academy of Sciences of the United States of America*, vol. 101(49), dez. 2004. Disponível em: https://www.pnas.org/content/101/49/17312. Acesso em: 11 maio 2021.

4. Ibid.

5. "The Rat Dog", episódio de *Curb Your Enthusiasm* [no Brasil, *Segura a onda*].

6. LAHR, J. Petrified: the horrors of stagefright. *The New Yorker*, vol. 28, 28 ago. 2006. Disponível em: https://johnlahr.com/articlePDF/2006_08_28_038_Lahr_Stagefright-web.pdf. Acesso em: 11 maio 2021.

7. SINGH, A. Addicts symphony: drink and drugs 'widespread in classical world,' says cellist. *The Telegraph*, 19 ago. 2014. Disponível em: http://www.telegraph.co.uk/culture/tvandradio/11041804/Addicts-Symphony-drink-and-drugs-widespread-in-classical-world-says-cellist.html. Acesso em: 11 maio 2021.

8. DOLL, A. *et al.* Mindful attention to breath regulates emotions via increased amygdala–prefrontal cortex connectivity. *NeuroImage*, vol. 134, jul. 2016. Disponível em: https://www.sciencedirect.com/science/article/abs/pii/S1053811916002469?via%3Dihub. Acesso em: 11 maio 2021.

9. VLEMINCX, E.; VAN DIEST, I.; VAN DEN BERGH, O. A sigh of relief or a sigh to relieve: the psychological and physiological relief effect of deep breaths. *Physiology and Behavior*, vol. 165, 15 out. 2016. Disponível em: https://www.sciencedirect.com/science/article/abs/pii/S0031938416305121?via%3Dihub. Acesso em: 11 maio 2021.

10. AL OMRAN, Y., AZIZ, Q. The brain-gut axis in health and disease. *Advances in Experimental Medicine and Biology*, jul. 2014. Disponível em: https://www.researchgate.net/publi-

cation/263746643_The_Brain-Gut_Axis_in_Health_and_Disease. Acesso em: 11 maio 2021.

11. Disponível em: http://ei.yale.edu/story/student-age-6-elementary-school/.

12. Ibid.

13. HEIFETZ, R. A.; GRASHOW, A.; LINSKY, M. *The practice of adaptive leadership*: tools and tactics for changing your organization and the world. Boston: Harvard Business Press, 2009.

14. BANAJI, M. R.; BAZERMAN, M. H.; CHUGH, D. How unethical are you? *Harvard Business Review*, dez. 2003. Disponível em: https://hbr.org/2003/12/how-unethical-are-you? Acesso em: 11 maio 2021.

15. WRZESNIEWSKI, A., DUTTON, J. E. Crafting a job: revisioning employees as active crafters of their work. *Academy of Management Review*, vol. 26(2), abr. 2001. Disponível em: https://www.researchgate.net/publication/211396297_Crafting_a_Job_Revisioning_ Employees_as_Active_Crafters_of_Their_Work. Acesso em: 11 maio 2021.

Capítulo 3: Sobre o Propósito (com P maiúsculo)

1. WRZESNIEWSKI, A., DUTTON, J. E. Crafting a job: revisioning employees as active crafters of their work. *Academy of Management Review*, vol. 26(2), abr. 2001. Disponível em: https://www.researchgate.net/publication/211396297_Crafting_a_Job_Revisioning_ Employees_as_Active_Crafters_of_Their_Work. Acesso em: 11 maio 2021.

2. FREDRICKSON, B. L. *et al.* A functional genomic perspective on human well-being. *Proceedings of the National Academy of Sciences*, vol. 110(33), ago. 2013. Disponível em: pnas.org/content/110/33/13684. Acesso em: 11 maio 2021.

3. Ibid.

4. COHEN, S.; BAVISHI, C.; ROZANSKI, A. Purpose in life and its relationship to all-cause mortality and cardiovascular events. *Psychosomatic Medicine*, vol. 78(2), fev.-mar. 2016. Disponível em: https://journals.lww.com/psychosomaticmedicine/Abstract/2016/02000/ Purpose_in_Life_and_Its_Relationship_to_All_Cause.2.aspx. Acesso em: 11 maio 2021.

5. CRUM, A. J., LANGER, E. J. Mind-set matters exercise and the placebo effect. *Psychological Science*, vol. 18(2), fev. 2007. Disponível em: https://pubmed.ncbi.nlm.nih. gov/17425538/. Acesso em: 11 maio 2021.

6. Burrow, A. L. et al. Purpose in life as a resource for increasing comfort with ethnic diversity. *Personality and Social Psychology Bulletin*, vol. 40(11), set. 2014. Disponível em: https:// journals.sagepub.com/doi/10.1177/0146167214549540. Acesso em: 11 maio 2021.

7. BURROW, A. L.; HILL, P. L. Derailed by diversity? Purpose buffers the relationship between ethnic composition on trains and passenger negative mood. *Personality and Social Psychology Bulletin*, vol. 39(12), ago. 2013. Disponível em: https://journals.sagepub.com/ doi/10.1177/0146167213499377. Acesso em: 11 maio 2021.

8. MASLOW, A. H. A theory of human motivation. *Psychological Review*, vol. 50(4), 1943. Disponível em: https://psycnet.apa.org/record/1943-03751-001. Acesso em: 11 maio 2021.

9. BRONK, K. C. Kendall Cotton Bronk on talking to youth about purpose. *YouTube*, 4 abr. 2017. Disponível em: https://www.youtube.com/watch?v=bo80mPL4DDs. Acesso em: 11 maio 2021.

10. CHÖDRÖN, P. *Start where you are*: a guide to compassionate living. Boston: Shambhala, 2004.

11. CSIKSZENTMIHALYI, M. *Flow*: the psychology of optimal experience. Nova York: Harper Perennial Modern Classics, 2009. [Em português, *A psicologia da felicidade*.]

Capítulo 4: Cultivar compaixão

1. PORATH, C. L.; PEARSON, C. M. The cost of bad behavior. *Organizational Dynamics*, vol. 39(1), 2010. Disponível em: https://psycnet.apa.org/record/2010-01110-009. Acesso em: 11 maio 2021.

2. PORATH, C. L.; FOULK, T.; EREZ, A. How incivility hijacks performance: it robs cognitive resources, increases dysfunctional behavior, and infects team dynamics and functioning. *Organizational Dynamics*, jan. 2015. Disponível em: https://www.researchgate.net/profile/Christine_Porath/publication/285770782_How_Incivility_Hijacks_Performance_It_Robs_Cognitive_Resources_Increases_Dysfunctional_Behavior_and_Infects_Team_Dynamics_and_Functioning/links/56635f4308ae4931cd5edc20/. Acesso em: 11 maio 2021.

3. CAREER BUILDER. One-in-four workers have felt bullied in the workplace careerbuilder study finds. *CareerBuilder*, 20 abr 2011. Disponível em: http://www.careerbuilder.com/share/aboutus/pressreleasesdetail.aspx?id=pr632&sd=4%2F20%2F2011&ed=4%2F20%2F2099. Acesso em: 11 maio 2021.

4. APA – American Psychological Association. Don't let workplace stress ruin your labor day holiday. *APA*, 2007. Disponível em: https://www.apa.org/news/press/releases/2007/08/workplace-stress. Acesso em: 11 maio 2021.

5. HOUSE, J. S.; LANDIS, K. R.; UMBERSON, D. Social relationships and health. *Science*, vol. 241(4865), jul. 1988. Disponível em: https://science.sciencemag.org/content/241/4865/540. Acesso em: 11 maio 2021.

6. DARWIN, C. *The descent of man*. Nova York: American Home Library, 1902. [Em português, *A origem do homem*.]

7. KNUTSON, B. G. *et al*. Nucleus accumbens activation mediates the influence of reward cues on financial risk taking. *NeuroReport*, vol. 19(5), mar. 2008. Disponível em: https://pubmed.ncbi.nlm.nih.gov/18388729/. Acesso em: 11 maio 2021.

8. LinkedIn Compassion. Disponível em: https://www.linkedin.com/pulse/20121015034-012–22330283-managing-compassionately/.

9. MCKINSEY AND COMPANY ORGANIZATION. *Women in the Workplace 2016*. 2016. Disponível em: https://wiw-report.s3.amazonaws.com/Women_in_the_Workplace_2016.pdf. Acesso em: 11 maio 2021.

10. Ibid.

11. DARLEY, J. M., BATSON, C. D. From Jerusalem to Jericho: a study of situational and dispositional variables in helping behavior. *Journal of Personality and Social Psychology*, vol.

27(1), 1973. Disponível em: https://greatergood.berkeley.edu/images/uploads/Darley-
-JersualemJericho.pdf. Acesso em: 11 maio 2021.

12. SPINRAD, T. L., STIFTER, C. A. Toddlers' empathy-related responding to distress: pre-
dictions from negative emotionality and maternal behavior in infancy. *Infancy*, vol. 10(2),
2006. Disponível em: https://psycnet.apa.org/record/2006-12256-001. Acesso em: 11
maio 2021.

Capítulo 5: Lidando com nós mesmos

1. JOENG, J. R.; TURNER, S. L. Mediators between self-criticism and depression: fear
of compassion, self-compassion, and importance to others. *Journal of Counseling Psychology*,
mar. 2015. Disponível em: http://self-compassion.org/wp-content/uploads/2015/08/
Joeng_SC_Fear-of-SC.pdf. Acesso em: 11 maio 2021.

2. ADAMS, C. E.; LEARY, M. R. Promoting self-compassionate attitudes toward eating
among restrictive and guilty eaters. *Journal of Social and Clinical Psychology*, vol. 26(10), 2007.
Disponível em: https://psycnet.apa.org/record/2008-00342-002. Acesso em: 11 maio
2021.

3. NEFF, K. D. Self-compassion: an alternative conceptualization of a healthy attitude toward oneself. *Self and Identity*, vol. 2(2), 2003. Disponível em: https://psycnet.apa.org/re-
cord/2003-03727-001. Acesso em: 11 maio 2021.

4. ZAKRZEWSKI, C. The key to getting workers to stop wasting time online. *The Wall Street
Journal*, 13 mar. 2016. Disponível em: https://www.wsj.com/articles/the-key-to-getting-
-workers-to-stop-wasting-time-online-1457921545. Acesso em: 11 maio 2021.

5. WONG, Y.; TSAI, J. Cultural models of shame and guilt. *In*: Tracy, J. L.; Robins, R. W.;
Tangney, J. P. *The self-conscious emotions*: theory and research. Nova York: Guilford Press,
2007.

6. CDC Foundation. Worker illness and injury costs U.S. employers $225.8 billion annu-
ally. *CDCFoundation.org*, 28 jan. 2015. Disponível em: https://www.cdcfoundation.org/
pr/2015/worker-illness-and-injury-costs-us-employers-225-billion-annually. Acesso em:
11 maio 2021.

7. TWENGE, J. M.; FOSTER, J. D. Birth cohort increases in narcissistic personality traits among american college students, 1982–2009. *Social Psychological and Personality Science*, vol. 1(1), jan. 2010. Disponível em: https://journals.sagepub.com/
doi/10.1177/1948550609355719. Acesso em: 11 maio 2021.

Capítulo 6: A sabedoria das emoções

1. FRANKL, V. E. *Man's search for meaning*. Nova York: Simon & Schuster, 1997. [Em português, *Em busca de sentido*.]

2. CANDIOTTI, S.; BATCHELOR, L.; SOLOMON, J. Cursing, beer and a popped chute
as flight attendant quits. *CNN*, 10 ago. 2010. Disponível em: http://www.cnn.com/2010/
TRAVEL/08/09/new.york.escape.chute.opened/. Acesso em: 11 maio 2021.

3. GROSS, J. J.; JOHN, O. P. Individual differences in two emotion regulation processes: implications for affect, relationships, and well-being. *Journal of Personality and Social Psychology*, vol. 85(2), ago. 2003. Disponível em: https://pubmed.ncbi.nlm.nih.gov/12916575/. Acesso em: 11 maio 2021.

4. KREAMER, A. *It's always personal*: emotion in the new workplace. Nova York: Random House, 2011.

5. GARA, A. "Billionaire Bill Gross settles 'cabal' lawsuit with bond giant PIMCO after 2014 ouster. *Forbes*, 27 mar. 2017. Disponível em: https://www.forbes.com/sites/antoinegara/2017/03/27/billionaire-bill-gross-settles-cabal-lawsuit-with-bond-giant-pimco--after-2014-ouster/#2bbb31f71015. Acesso em: 11 maio 2021.

6. LARCKER, D. F.; TAYAN, B. Scoundrels in the C-suite: how should the board respond when a CEO's bad behavior makes the news? *Stanford Closer Look Series*, 10 maio 2016. Disponível em: https://www.gsb.stanford.edu/sites/gsb/files/publication-pdf/cgri-closer--look-57-scoundrels-csuite.pdf. Acesso em: 11 maio 2021.

7. KAHNEMAN, D. *Thinking, fast and slow*. Nova York: Macmillan, 2011. [Em português, *Rápido e devagar: duas formas de pensar.*]

8. HAIDT, J. The emotional dog and its rational tail: a social intuitionist approach to moral judgment. *Psychological Review*, vol. 108(4), 2001. Disponível em: https://psycnet.apa.org/record/2001-18918-008. Acesso em: 11 maio 2021.

9. CHAPMAN, B. P. *et al.* Emotion suppression and mortality risk over a 12-year follow-up. *Journal of Psychosomatic Research*, vol. 75(4), out. 2013. Disponível em: https://www.ncbi.nlm.nih.gov/pmc/articles/PMC3939772/. Acesso em: 11 maio 2021.

10. FOX, S.; DUGGAN, M. Tracking for health. *Pew Research Center*, 27 jan. 2013. Disponível em: http://www.pewinternet.org/2013/01/28/tracking-for-health/. Acesso em: 11 maio 2021.

11. WALLACE, D. F. Discurso de posse (pronunciado no Kenyon College, Gambier, OH, 21 maio 2005). Disponível em: https://web.ics.purdue.edu/~drkelly/DFWKenyonAddress2005.pdf. Acesso em: 11 maio 2021.

12. COHEN, S. Social relationships and health. *American Psychologist*, vol. 59(8), nov. 2004. Disponível em: https://psycnet.apa.org/record/2004-20395-002. Acesso em: 11 maio 2021.

Capítulo 7: Falhar melhor

1. BISHOP, T. Bill Gates and Paul Allen had a business before Microsoft, and this engineer was their partner. *GeekWire*, 25 mar. 2017. Disponível em: https://www.geekwire.com/2017/bill-gates-paul-allen-business-microsoft-engineer-partner/. Acesso em: 11 maio 2021.

2. DI STEFANO, G. *et al.* Making experience count: the role of reflection in individual learning. *Harvard Business School*, 2016. Disponível em: https://www.hbs.edu/ris/Publication%20Files/14-093_defe8327-eeb6-40c3-aafe-26194181cfd2.pdf. Acesso em: 11 maio 2021.

3. COPLEY, C.; HIRSCHLER, B. For Roche CEO, celebrating failure is key to success. *Reuters*, 17 set. 2014. Disponível em: http://www.reuters.com/article/roche-ceo-failure--idUSL6N0RI18H20140917. Acesso em: 11 maio 2021.

4. Ibid.

5. DWECK, C. S. *Mindset*: the new psychology of success. Nova York: Random House, 2008.

6. ASHFORD, S. J.; DeRUE, D. S. Developing as a leader: the power of mindful engagement. *Organizational Dynamics*, vol. 41(2), 2012. Disponível em: https://psycnet.apa.org/record/2012-10142-010. Acesso em: 11 maio 2021.

7. HAQUE, U. The Generation M Manifesto. *Harvard Business Review*, 8 jul. 2009. Disponível em: https://hbr.org/2009/07/today-in-capitalism-20-1. Acesso em: 11 maio 2021.

8. FREDRICKSON, B. L. *et al.* A functional genomic perspective on human well-being. *Proceedings of the National Academy of Sciences*, vol. 110(33), ago. 2013. Disponível em: pnas.org/content/110/33/13684. Acesso em: 11 maio 2021.

9. YAMAKAWA, Y.; PENG, M. W.; DEEDS, D. L. What drives new ventures to internationalize from emerging to developed economies? *Entrepreneurship Theory and Practice*, vol. 32(1), jan. 2008. Disponível em: https://journals.sagepub.com/doi/10.1111/j.1540-6520.2007.00216.x. Acesso em: 11 maio 2021.

10. BUSCH, L. Y. Meta-analyses of cardiovascular responses to rumination: exploring mechanisms linking depression and hostility to cardiovascular disease. *Electronic Theses and Dissertations*, 2015. Disponível em: http://ir.library.louisville.edu/etd/2304/?utm_source=ir.library.louisville.edu%2Fetd%2F2304&utm_medium=PDF&utm_campaign=PDFCoverPages. Acesso em: 11 maio 2021.

11. Disponível em: https://link.com/article/10.1007/s10862–015–9510–1.

12. Ibid.

13. BRATMAN, G. N. *et al.* Nature experience reduces rumination and subgenual prefrontal cortex activation. PNAS, 29 jun. 2015. Disponível em: http://www.pnas.org/content/112/28/8567.short. Acesso em: 11 maio 2021.

14. HILL, A. P.; CURRAN, T. Multidimensional perfectionism and burnout: a meta-analysis. *Personality and Social Psychology Review*, vol. 20(3), jun. 2015. Disponível em: https://www.researchgate.net/publication/279191467_Multidimensional_Perfectionism_and_Burnout_A_Meta-Analysis. Acesso em: 11 maio 2021.

15. ZENGER, J.; FOLKMAN, J. Your employees want the negative feedback you hate to give. *Harvard Business Review*, 15 jan. 2014. Disponível em: https://hbr.org/2014/01/your-employees-want-the-negative-feedback-you-hate-to-give. Acesso em: 11 maio 2021.

16. Ibid.

17. Ibid.

18. GOTTMAN, J. M. *What predicts divorce?* The relationship between marital processes and marital outcomes. Hillsdale: Lawrence Erlbaum Associates, 1994.

19. LAMBERT, K. *et al.* Natural-enriched environments lead to enhanced environmental engagement and altered neurobiological resilience. *Neuroscience*, 2016. Disponível em: https://pubmed.ncbi.nlm.nih.gov/27238894/. Acesso em: 11 maio 2021.

Capítulo 8: Como a coragem nos torna mais resilientes

1. BERKES, H. 30 years after explosion, challenger engineer still blames himself. *NPR.org*, 28 jan. 2016. Disponível em: http://www.npr.org/sections/thetwo-way/2016/01/28/464744781/30-years-after-disaster-challenger-engineer-still-blames-himself. Acesso em: 11 maio 2021.
2. PETERSON, C., SELIGMAN, M. E. *Character strengths and svirtues*: a handbook and classification. Oxford: Oxford University Press, 2004.
3. GOODENOUGH, A.; DAVEY, M.; SMITH, M. When the water turned brown. *New York Times*, 23 jan. 2016. Disponível em: https://www.nytimes.com/2016/01/24/us/when-the-water-turned-brown.html?_r=0. Acesso em: 11 maio 2021.
4. KELLER, C. J. Courage, psychological well-being, and somatic symptoms. *Seattle Pacific University*, abr. 2016. Disponível em: http://digitalcommons.spu.edu/cgi/viewcontent.cgi?article=1016&context=cpy_etd. Acesso em: 11 maio 2021.
5. Ibid.
6. Ibid.
7. ZIMBARDO, P. What makes a hero? *Greater Good Magazine*, 18 jan. 2011. Disponível em: http://greatergood.berkeley.edu/article/item/what_makes_a_hero. Acesso em: 11 maio 2021.
8. WARNER, P. 34% of Employees do not speak up because of fear of retribution. *Decision-Wise*, 15 jul. 2015. Disponível em: https://www.decision-wise.com/decisionwise-benchmark-study/. Acesso em: 11 maio 2021.
9. NEMETH, C. J.; WACHTLER, J. Creative problem solving as a result of majority vs minority influence. *European Journal of Social Psychology*, vol. 13(1), 1983. Disponível em: https://citeseerx.ist.psu.edu/viewdoc/download?doi=10.1.1.670.4980&rep=rep1&type=pdf. Acesso em: 11 maio 2021.
10. Disponível em: http://www.businessnewsdaily.com/9612-silent-employees-cost-companies.html.
11. SCHILPZAND, P.; HEKMAN, D. R.; MITCHELL, T. R. An inductively generated typology and process model of workplace courage. *Organization Science*, vol. 26(1), out. 2014. Disponível em: https://www.researchgate.net/publication/268077701_An_Inductively_Generated_Typology_and_Process_Model_of_Workplace_Courage. Acesso em: 11 maio 2021.
12. BURRIS, E. R. The risks and rewards of speaking up: managerial responses to employee voice. *Academy of Management Journal*, vol. 55(4), abr. 2012. Disponível em: https://journals.aom.org/doi/abs/10.5465/amj.2010.0562. Acesso em: 11 maio 2021.
13. KISH-GEPHART, J. J. *et al.* Silenced by fear: the nature, sources, and consequences of fear at work. *Research in Organizational Behavior*, vol. 29, 2009. Disponível em: https://www.sciencedirect.com/science/article/abs/pii/S019130850900015X. Acesso em: 11 maio 2021.
14. REARDON, K. K. Courage as a skill. *Harvard Business Review*, jan. 2007. Disponível em: https://hbr.org/2007/01/courage-as-a-skill. Acesso em: 11 maio 2021.

15. HARBOUR, M.; KISFALVI, V. In the eye of the beholder: an exploration of managerial courage. *Journal of Business Ethics*, vol. 119(4), 2014. Disponível em: https://psycnet.apa.org/record/2013-28653-001. Acesso em: 11 maio 2021.

Capítulo 9: Organizações com um propósito

1. PFEFFER, J. Why deception is probably the single most important leadership skill. *Fortune*, 2 jun. 2016. Disponível em: http://fortune.com/2016/06/02/lying-leadership-skills--expectations-communication. Acesso em: 11 maio 2021.

268   O trabalho como deve ser